Hanaa Elsanadiky

Tratamento da Vertigem Posicional Paroxística Benigna do CCE posterior

Hanaa Elsanadiky

Tratamento da Vertigem Posicional Paroxística Benigna do CCE posterior

ScienciaScripts

Imprint

Cover image: www.ingimage.com

This book is a translation from the original published under ISBN 978-3-659-86383-7.

Publisher:
Sciencia Scripts
is a trademark of
Dodo Books Indian Ocean Ltd. and OmniScriptum S.R.L publishing group

120 High Road, East Finchley, London, N2 9ED, United Kingdom
Str. Armeneasca 28/1, office 1, Chisinau MD-2012, Republic of Moldova, Europe
Managing Directors: Ieva Konstantinova, Victoria Ursu
info@omniscriptum.com

Printed at: see last page
ISBN: 978-620-8-51255-2

CONTEÚDO

Introdução

A vertigem posicional paroxística benigna (VPPB) foi descrita pela primeira vez em 1921 por Barany **{1}**. A vertigem posicional paroxística benigna (VPPB) é o diagnóstico mais comum feito em muitas clínicas especializadas que atendem pacientes com tontura. Este diagnóstico é sugerido por uma história de episódios breves (menos de um minuto) de vertigem que são provocados por rebolar na cama, deitar-se, sentar-se de uma posição supina, inclinar-se ou olhar para cima. A VPPB é normalmente pior de manhã cedo e pode estar ausente durante semanas ou meses antes de voltar. O diagnóstico baseia-se na observação de movimentos oculares caraterísticos que acompanham os sintomas de vertigem quando a cabeça do doente é movida para uma orientação específica em relação à gravidade. Dix e Hallpike forneceram a manobra de provocação necessária para o diagnóstico preciso da doença, bem como a primeira descrição de todas as caraterísticas clássicas do nistagmo acompanhante: latência, direção, duração, reversão e **fatigabilidade{2}**

A VPPB ocorre quando partículas livres, suspensas no fluido (endolinfa) do labirinto vestibular de um paciente, encontram seu caminho para um dos canais semicirculares (CSC). Normalmente, os canais são excitados apenas pela *rotação* da cabeça; quando partículas mais densas do que a endolinfa estão presentes no lúmen, no entanto, os canais tornam-se sensíveis à gravidade, respondendo patologicamente a mudanças na *posição* da *cabeça{3*, **4}**. Pelo menos em alguns casos, as partículas (canalitos) são otoconia - cristais de carbonato de cálcio, um constituinte normal dos órgãos otolíticos no ouvido interno{5}. As teorias originais defendiam que as partículas estavam aderentes à cúpula, a estrutura que atravessa o lúmen do canal e que é desviada durante a rotação da **cabeça{6}.** Mais recentemente, material livremente flutuante tem sido observado intraoperatoriamente no CEC posterior{7}. Evidências **convincentes{8}** em apoio à canalitíase como uma explicação fisiopatológica para a VPPB validam o tratamento com qualquer procedimento que possa efetivamente remover essas partículas densas do canal semicircular posterior. A ductolitíase pode ocorrer em qualquer canal. O canal semicircular posterior (CSP) foi afetado na maioria dos casos de VPPB (93% dos casos), sendo 85% unilateral e 8% afectando o CSP de ambos os lados. O canal semicircular horizontal (CSC) foi afetado em 5% dos casos. O envolvimento de um canal anterior é **raro{9}**. A vertigem posicional paroxística benigna bilateral (VPPB) é rara, representando 6% a 26% das séries de vertigem posicional paroxística benigna (VPPB) **{10-**

12}.

Foi relatado que é frequentemente de origem traumática e é considerado como tendo um prognóstico menos favorável do que a VPPB unilateral **{13-15}.**

Todas as caraterísticas do nistagmo típico provocado por mudanças na posição da cabeça em pacientes com VPPB podem ser explicadas pela **canalitíase{4}**. *A latência* é tipicamente da ordem de alguns segundos, embora tenham sido descritos casos com latência superior a 10 segundos. Como cada canal tem conexões excitatórias com os músculos extra-oculares que movem os olhos no mesmo sentido, a direção do nistagmo depende do canal que está a ser estimulado e da direção do movimento da partícula. O nistagmo observado na posição deitada pode *inverter* a direção quando o doente se coloca na posição vertical. A *duração* do nistagmo corresponde ao tempo necessário para que as partículas entrem em repouso num novo local dependente. Embora a fatigabilidade seja descrita como uma caraterística do nistagmo associado à VPPB, o posicionamento repetido não é recomendado, pois o diagnóstico pode ser feito sem submeter o paciente a um desconforto adicional. Além disso, há boas razões para esperar que os procedimentos usados para limpar partículas do canal possam ser menos eficazes se os detritos forem dispersos por serem repetidamente movidos no canal.

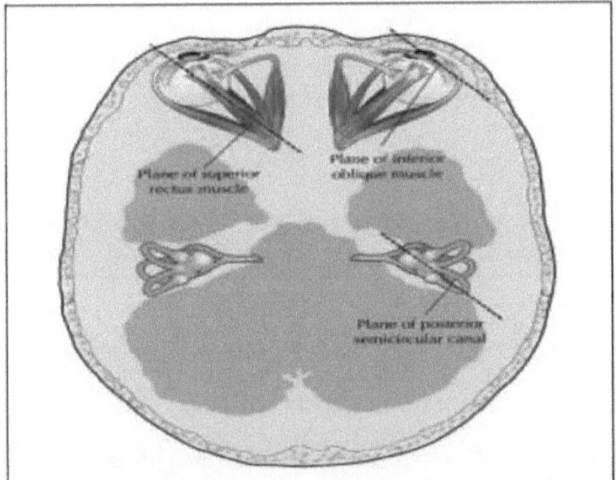

Figura 1. Nesta visão da anatomia vestibular e orbital vista de cima, as *linhas pontilhadas* representam os planos que contêm o canal semicircular posterior (CSP) do labirinto direito, os retos superior e inferior do olho esquerdo e os músculos oblíquos superior e inferior do olho direito. Isto corresponde às principais conexões neuroanatómicas do reflexo ocular vestibular. A ativação do PSC, portanto, resulta num nistagmo vertical e torsional misto, com o olho contralateral a ter mais componentes ascendentes e o olho ipsilateral mais componentes extorsionais.

Anatomia e fisiologia

O sistema vestibular monitoriza o movimento e a posição da cabeça no espaço, detectando a aceleração angular e linear. Os 3 canais semicirculares no ouvido interno detectam a aceleração angular e estão posicionados em ângulos rectos entre si. Cada canal está cheio de endolinfa e tem uma dilatação na base denominada "ampola" (Fig. 2). A ampola contém a "cúpula", uma massa gelatinosa com a mesma densidade da endolinfa, que por sua vez está ligada a células ciliadas polarizadas. O movimento da cúpula pela endolinfa pode causar uma resposta estimulatória ou inibitória, dependendo da direção do movimento e do canal semicircular em particular. É de notar que a cúpula forma uma barreira impermeável através do lúmen da ampola, pelo que as partículas no interior do canal semicircular só podem entrar e sair através da extremidade sem ampola{16}.

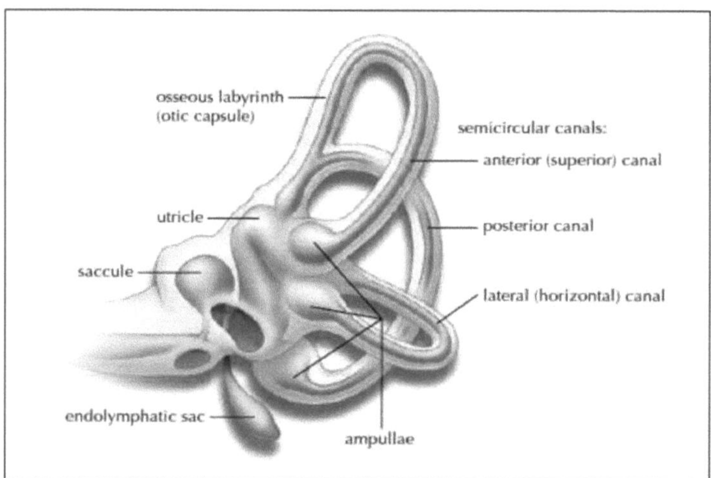

Fig. 2: Labirinto ósseo (cinzento/branco) e membranoso (lavanda) do ouvido interno esquerdo. A perilinfa preenche o labirinto ósseo externo ao labirinto membranoso, enquanto a endolinfa preenche o labirinto membranoso. Foto: Christine Kenney.

"Ampullofugal" refere-se ao movimento "para longe" da ampola, enquanto "ampulopetal" refere-se ao movimento "em direção" à ampola (Fig. 3). Nos canais semicirculares superior e posterior, a deflexão Utriculofugal da cúpula é estimulatória e a deflexão Utriculopetal é inibitória. O inverso é verdadeiro para o canal semicircular lateral.

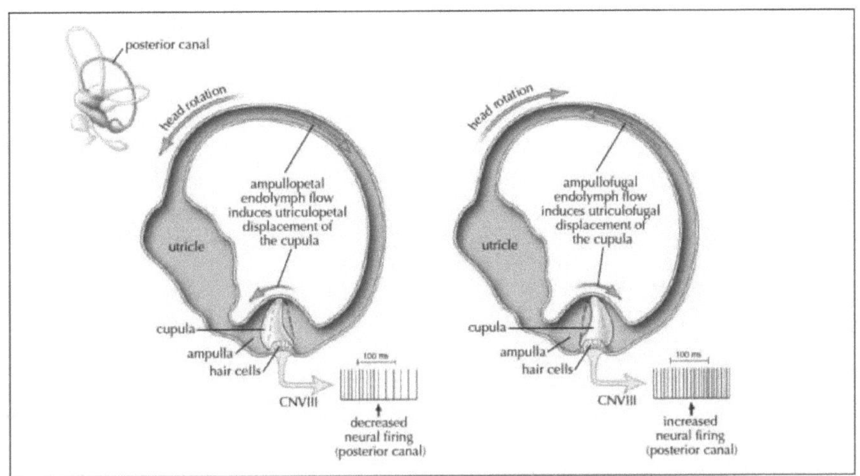

Fig. 3: Desenho esquemático da fisiologia do canal semicircular posterior esquerdo. Na imagem da direita, observe a resposta excitatória (aumento do disparo neural) com o deslocamento utrículo-fugal-ocupular. A mesma resposta excitatória ocorreria no canal superior (anterior) com o deslocamento utrículofugal-ocupular, enquanto a resposta oposta (inibitória) ocorreria com o deslocamento utrículofugal-ocupular no canal lateral. As mesmas regras aplicar-se-iam à imagem da esquerda. CNVIII = nervo vestibular, ms = milésimo de segundo. Foto: Christine Kenney

O "nistagmo" refere-se à oscilação repetida e rítmica dos olhos. A estimulação dos canais semicirculares causa mais frequentemente o "nistagmo de empurrão", que se caracteriza por uma fase lenta (movimento lento numa direção) seguida de uma fase rápida (regresso rápido à posição original). O nistagmo recebe o nome da direção da fase rápida. O nistagmo pode ser horizontal, vertical, oblíquo, rotatório ou qualquer combinação destes. O "nistagmo geotrópico" refere-se ao nistagmo que se dirige para o solo, enquanto o "nistagmo apogeotrópico" refere-se ao nistagmo que se afasta do solo.

A "canalitíase" descreve partículas que flutuam livremente dentro de um canal semicircular (Fig. 4). O conceito foi descrito pela primeira vez em 1979 por Hall, Ruby e McClure **{17}** e o fenómeno foi demonstrado in vivo pela primeira vez por Parnes e McClure em **1992{19}** A "cupulolitíase" descreve partículas aderentes à cúpula de um canal semicircular (Fig. 4). Este termo foi cunhado por Schuknecht{20,**21}** **em** 1969.

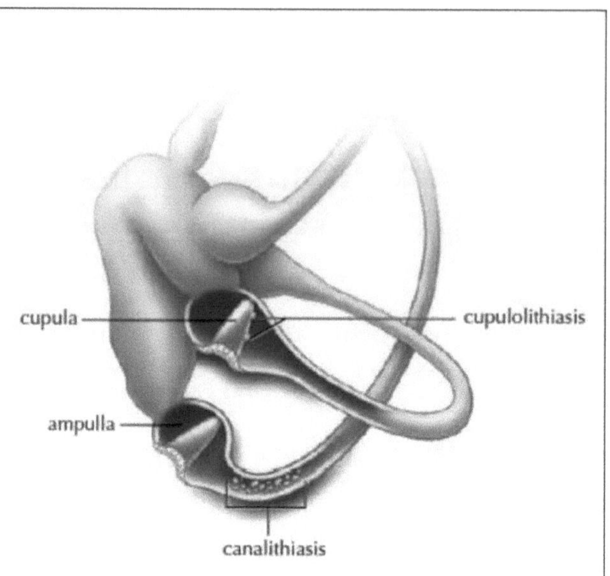

Fig. 4: Orelha interna esquerda: representação de canalitíase do canal posterior e cupulolitíase do canal lateral. Foto: Christine Kenney.

Mecanismo

A VPPB pode ser causada por canalitíase ou cupulolitíase e, teoricamente, pode afetar cada um dos 3 canais semicirculares, embora o envolvimento do canal superior seja extremamente raro.

VPPB do canal posterior

A grande maioria de todos os casos de VPPB são da variante do canal posterior. Acredita-se que a fisiopatologia que causa a maioria dos casos de VPPB de canal posterior seja a canalitíase. Isto deve-se provavelmente ao facto de a maioria dos detritos da endolinfa que flutuam livremente tenderem a gravitar para o canal posterior, sendo a parte do labirinto vestibular mais dependente da gravidade, tanto na posição vertical como na posição supina. Quando os detritos entram no canal posterior, a barreira cupular na extremidade mais curta e mais dependente do canal bloqueia a saída dos detritos. Portanto, os detritos ficam "presos" e só podem sair na extremidade sem a ampola (a *crus* comum) (Fig. 4). Agrawal e **Parnes{21}** encontraram partículas óbvias de endolinfa flutuando livremente em 30% das orelhas operadas para VPPB de canal posterior.

O mecanismo pelo qual a ductolitíase causa nistagmo no canal semicircular posterior foi descrito por Epley{22, **23}**. As partículas devem acumular-se até formar uma "massa crítica" na porção dependente do canal semicircular posterior. A massa do canalito move-se para uma posição mais dependente quando a orientação do canal semicircular é modificada no plano gravitacional. O arrastamento assim criado deve vencer a resistência da endolinfa no canal semicircular e a elasticidade da barreira cupular para deflectir a cúpula. O tempo necessário para que isso ocorra, somado à inércia original das partículas, explica a latência observada durante a manobra de Dix-Hallpikemaneuver, descrita mais adiante.

Na posição de cabeça pendurada, a massa canalítica afastar-se-ia da cúpula para induzir a deflexão ampullofugal-ocular. Nos canais verticais, a deflexão ampullofugal produz uma resposta excitatória. Isto causaria um início abrupto de vertigem e o típico "nistagmo de torção" no plano do canal posterior. Na posição de suspensão da cabeça para a esquerda (estimulação do canal posterior esquerdo), a componente rápida do nistagmo bate no sentido horário, como visto pelo examinador. Por outro lado, a posição de suspensão da cabeça à direita (estimulação do canal posterior direito) resulta em um nistagmo anti-horário. Estes perfis de nistagmo estão correlacionados com as vias neuromusculares conhecidas que surgem da estimulação dos nervos da ampola do canal posterior num modelo animal **{24}**

Este nistagmo tem duração limitada, pois o arraste da endolinfa cessa quando a massa canalítica atinge o limite de descida e a cúpula retorna à sua posição neutra. O "nistagmo de inversão" ocorre quando o paciente retorna à posição ereta; a massa move-se na direção oposta, criando assim um nistagmo no mesmo plano, mas em direção oposta. A resposta é fatigável, porque as partículas se dispersam ao longo do canal e tornam-se menos eficazes na criação de arrastamento da endolinfa e deflexão cupular.

Epidemiologia

A VPPB é o distúrbio mais comum do sistema vestibular **periférico{25}** Mizukoshi e colaboradores **{26}** estimaram a incidência em 10,7 a 17,3 por 100 000 por ano no Japão, embora seja provável que esta seja uma subestimação, uma vez que a maioria dos casos de VPPB se resolve espontaneamente no espaço de meses. Vários estudos sugeriram uma incidência mais elevada nas mulheres, **{26-28 }mas** em doentes mais jovens e naqueles com VPPB pós-traumática a incidência pode ser igual entre homens e mulheres{29}**.**A idade de início situa-se mais frequentemente entre a quinta e a sétima décadas de vida. Os idosos correm um risco acrescido e um estudo numa população idosa submetida a avaliação geriátrica por queixas não relacionadas com o equilíbrio revelou que 9% tinham VPPB não reconhecida.

Causas da VPPB

A VPPB é encontrada isoladamente e designada por VPPB "primária" ou "idiopática". Este tipo é responsável por cerca de 50%-70% dos casos. A causa mais comum de VPPB "secundária" é o traumatismo craniano, representando 7%-17% de todos os casos de VPPB{27, **29}.** Uma pancada na cabeça pode causar a libertação de numerosas otocónias para a endolinfa, o que provavelmente explica porque é que muitos destes doentes sofrem de VPPB bilateral[1] . A neurolabirintite viral ou a chamada "neuronite vestibular" tem sido implicada em até 15% dos casos de VPPB **{27}.**

A doença de Ménière também demonstrou estar fortemente associada à VPPB. Há uma grande variação na literatura em relação à proporção de pacientes com VPPB que também têm o diagnóstico de doença de Ménière. As estimativas variam de 0,5% a 31%. Gross e colaboradores constataram que 5,5% dos pacientes com doença de Ménière apresentavam VPPB de canal posterior "certa". O mecanismo causal não é bem compreendido, mas pode ser o resultado de danos induzidos hidropicamente na mácula do utrículo ou por obstrução parcial do labirinto membranoso.Recentemente, descobriu-se que as enxaquecas estão intimamente associadas à VPPB. Ishiyama e **colaboradores{30}** e Lempert e colaboradores {31} **encontraram** uma incidência aumentada de enxaqueca em pacientes com VPPB e taxas de recorrência mais altas de VPPB após o posicionamento bem-sucedido em pacientes com enxaqueca. Foi sugerido que o espasmo das artérias do ouvido interno pode ser um possível mecanismo causal, uma vez que o vasoespasmo está bem documentado nas enxaquecas. A VPPB secundária também foi descrita após cirurgia do ouvido interno. Pensa-se que a causa esteja relacionada com danos utriculares durante o procedimento, levando à libertação de otoconia{32, **33}.**

Diagnóstico

História

Ataques súbitos e graves de vertigens, precipitados por determinadas posições e movimentos da cabeça. Os movimentos mais comuns incluem rebolar na cama, estender o pescoço para olhar para cima e inclinar-se para a frente. Muitas vezes, os doentes conseguem identificar o ouvido afetado referindo a direção do movimento que precipita a maioria dos ataques (por exemplo, quando o rebolar na cama para a direita, mas não para a esquerda, precipita a vertigem, isso indica o envolvimento do ouvido direito). Um estudo efectuado por Kentala e Pyykko **{34} relatou** que 80% dos doentes têm vertigens rotatórias e 47% têm uma sensação de flutuação. Os ataques de vertigem duram normalmente menos de 30 segundos, no entanto, alguns doentes sobrestimam a duração em vários minutos. As razões para esta discrepância podem incluir o medo associado à vertigem intensa, juntamente com a náusea e o desequilíbrio que podem seguir-se ao ataque. As crises de vertigens ocorrem de forma intermitente; os doentes têm várias crises por semana (23%) ou durante um dia (52%) **{34}**. Para além da vertigem, muitos doentes queixam-se de tonturas, náuseas, desequilíbrio e, em casos graves, sensibilidade a todas as direcções do movimento da cabeça. Muitos doentes ficam também extremamente ansiosos por duas razões principais. Alguns receiam que os sintomas possam representar algum tipo de doença subjacente sinistra, como um tumor cerebral. Para outros, os sintomas podem ser tão perturbadores que fazem um grande esforço para evitar os movimentos específicos que provocam a vertigem. Por esta razão, algumas pessoas podem nem sequer se aperceber que a doença se resolveu, como acontece frequentemente com o passar do tempo sem qualquer tratamento. A VPPB pode ser descrita como auto-limitada, recorrente ou crónica. Tal como o nome indica, a VPPB é, na maioria das vezes, uma doença benigna, no entanto, em determinadas situações, pode tornar-se perigosa.

Embora 50%-70% da VPPB seja idiopática (sem causa identificável), deve ser feita uma anamnese sobre possíveis causas secundárias de VPPB. Estas incluem traumatismo craniano, labirintite viral ou neuronite vestibular, doença de Ménière, enxaquecas e cirurgia otológica e não otológica.

VPPB subjectiva versus objetiva

Um certo subgrupo de pacientes pode não demonstrar o nistagmo típico durante a manobra de Dix-Hallpikemaneuvre, mas ainda assim pode apresentar a vertigem clássica durante o posicionamento. Esta situação é designada por VPPB "subjectiva", e vários estudos concluíram que as manobras de reposicionamento são altamente eficazes neste grupo de doentes. Haynes e colaboradores,**{35}Tirelli** e colaboradores **{36}** e Weider e colaboradores **{37}** verificaram que os doentes com VPPB subjectiva que foram tratados com várias manobras de reposicionamento tiveram taxas de resposta de 76%-93% no total. As teorias propostas para explicar a ausência de nistagmo em doentes com VPPB durante a manobra de Dix-Hallpikemanoeuvre incluem o seguinte: nistagmo subtil não detectado pelo observador, nistagmo fatigado devido a testes repetidos antes da manobra e uma forma menos nociva de VPPB que provoca vertigens mas com um sinal neural inadequado para estimular a via vestíbulo-ocular **{35}**.

Manobras de diagnóstico

O diagnóstico de VPPB foi baseado na história de vertigem posicional recorrente e na presença de nistagmo de torção geotrópico direcionado para a orelha mais inferior na prova de Dix-Hallpike. A utilização dessa manobra para diagnosticar a VPPB de canal posterior foi descrita pela primeira vez em 1952{32}. Como mostra a Fig. 5, o paciente é inicialmente sentado na posição A e, em seguida, abaixado para a posição B, e os olhos do paciente são observados quanto à presença de nistagmo. Após a descida da cabeça, o início típico do nistagmo tem uma latência breve (1-5 segundos) e duração limitada (tipicamente < 30 segundos). Com os olhos na posição média (neutra), o nistagmo tem um ligeiro componente vertical, cuja fase rápida é ascendente. Há um componente torsional mais forte, cuja fase rápida faz com que o pólo superior do olho bata em direção ao ouvido afetado (dependente). A direção do nistagmo inverte-se quando o doente é colocado na posição vertical e o nistagmo cansa-se com a repetição do exame. Juntamente com o nistagmo, o paciente descreverá uma sensação de vertigem, cuja intensidade é paralela à resposta do nistagmo. Deve-se enfatizar que os dois canais posteriores são testados independentemente, o direito com a cabeça virada para a direita e o esquerdo com a cabeça virada para a esquerda. O teste para VPPB de canal lateral é feito colocando o paciente em decúbito dorsal e, em seguida, girando rapidamente a cabeça (e o corpo) do paciente lateralmente em direção ao lado que está sendo testado. Ocorre um nistagmo puramente horizontal, que é geotrópico (componente rápido em direção à orelha mais baixa) na maioria dos casos, mas pode ser apogeotrópico (em direção à orelha mais alta) em 27% dos casos.12 **{26} Em comparação** com o nistagmo vertical-torcional da VPPB de canal posterior, esse nistagmo horizontal tem latência mais curta, intensidade mais forte durante a manutenção da posição de teste e é menos propenso à fadiga.**29{33}** Ambos os lados são testados, e a direção do nistagmo, juntamente com a direção do rolamento que causa a maior intensidade do nistagmo, geralmente identifica o lado afetado e o mecanismo. Em geral, a história e as observações oculares durante o teste posicional são os padrões de ouro para o diagnóstico da VPPB. Normalmente, não são necessários exames adicionais. Uma vez que a electronistagmografia (ENG) não regista os movimentos oculares de torção, acrescenta pouco ao diagnóstico de VPPB. Mais recentemente, a videografia de infravermelhos permitiu a observação direta dos olhos durante as manobras de teste, mas a análise tridimensional dos movimentos oculares **{34}** não é comum na prática clínica. O teste da cadeira rotativa e a posturografia não têm qualquer papel a desempenhar nesta doença. A imagiologia por tomografia computorizada ou ressonância magnética é desnecessária, a menos que a avaliação apresente caraterísticas atípicas ou invulgares.

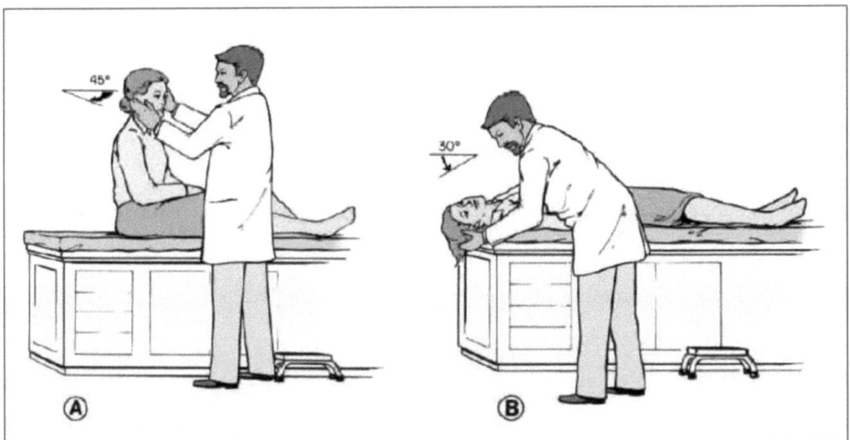

Fig. 5: Manobra de Dix-Hallpike (ouvido direito). O doente está sentado e posicionado de modo a que a cabeça do doente se estenda sobre o bordo superior da mesa quando em posição supina. A cabeça é rodada a 45° em direção ao ouvido que está a ser testado (posição A). O doente é rapidamente baixado para a posição supina, com a cabeça a estender-se cerca de 30° abaixo da horizontal (posição B). A cabeça do doente é mantida nesta posição e o examinador observa os olhos do doente para detetar nistagmo. Neste caso, com o lado direito a ser testado, o médico deve esperar ver um nistagmo anti-horário de fase rápida. Para completar a manobra, o doente volta à posição sentada (posição A) e os olhos são observados para detetar nistagmo de inversão, neste caso um nistagmo de fase rápida no sentido dos ponteiros do relógio.

Gestão da VPPB

1- A manobra de Epley

Manobra de Reposicionamento de Partículas (RPM) de acordo com Epley: o doente senta-se numa marquesa de exame e orienta-se para trás com a cabeça pendurada na extremidade da marquesa a 45 graus para o lado a tratar, tal como identificado por um teste de Dix-Hallpike positivo. Eliminação da visão com os óculos de Frenzel. A posição é mantida durante 1 a 2 minutos após o nistagmo ter diminuído. Em seguida, a cabeça é rodada a 90 graus em direção ao ouvido oposto e esta posição é mantida durante um período semelhante. Na fase seguinte, a cabeça e o corpo foram rodados até que a face apontasse 90 graus para baixo em relação à posição do corpo e foi mantida durante mais 1-2 minutos. Enquanto a cabeça era mantida de lado, o paciente era levado à posição sentada e a cabeça era virada para a frente, com o queixo para baixo 20 graus.

Procedimento padrão Utilizando movimentos da cabeça e do corpo, que podem ser feitos suavemente, o SCC posterior afetado é rodado em relação à gravidade, de modo a que os canalitos sejam deslocados para fora do canal e para o vestíbulo, onde não causam sintomas **{14}.**

Contra-indicações Doença grave do pescoço, estenose carotídea de alto grau e doença cardíaca instável. A oscilação não é utilizada quando se suspeita de fístula perilinfática ou quando existe um historial de descolamento da retina.

Complicações Ao mover material para fora do canal posterior, existe a possibilidade de este ser transferido para outro canal (do mesmo lado). A conversão mais frequentemente encontrada será do canal semicircular posterior para o horizontal. É mais provável que isto ocorra se a cabeça não for mantida na posição correta quando o doente é colocado na vertical (Fig. 2, F e G). A orientação da cabeça sobre o corpo deve permanecer constante, virada a 90° do ouvido afetado. Se as partículas entrarem no canal horizontal, este pode ser tratado utilizando a manobra adequada descrita abaixo. Se forem seguidas as instruções pós-tratamento, poderá não ser necessário qualquer tratamento **{42}**.

Principais efeitos secundários Os doentes podem sentir náuseas e vómitos após as manobras de Dix-Hallpike, e podem não tolerar uma PCR. Nestes casos, não há razão para não se administrar um antiemético ao doente antes do tratamento.

Pontos especiais Os fatores de sucesso incluem o uso de óculos de vídeo infravermelho (IV) para monitorar exatamente o que está acontecendo durante as manobras; a repetição das manobras na mesma consulta até que o nistagmo seja eliminado; o momento das manobras em relação ao nistagmo induzido; e o uso criterioso da oscilação (discutido abaixo).A VPPB bilateral é tratada seqüencialmente; portanto, uma PCR é realizada para o lado mais sintomático e, em uma consulta de retorno, se o lado tratado tiver resolvido, a orelha oposta pode ser tratada.

Custo/custo-eficácia O tratamento é gratuito, na medida em que esta manobra pode ser incluída como parte do exame de rotina do doente pelo médico. O diagnóstico e o tratamento desta patologia podem ser efectuados à cabeceira do doente numa primeira consulta, sem recurso a exames de sangue ou radiográficos **{43}**. Muitos autores recomendam o uso de um sistema de vídeo IR para monitorizar os movimentos oculares durante o posicionamento, mas este equipamento não é de todo necessário para um diagnóstico preciso e um tratamento bem sucedido na grande maioria dos casos, tornando este tipo de tratamento altamente rentável.

2- <u>Papel da modulação histaminérgica da função vestibular</u>

A histamina e o sistema vestibular central

Efeitos electrofisiológicos dos fármacos histaminérgicos in vivo e in vitro

Os primeiros estudos da histamina aplicada iontoforeticamente nos neurónios vestibulares in vivo indicaram efeitos mistos, mas em grande parte inibitórios, que podiam ser bloqueados pelo antagonista dos receptores H2, a metiamida, mas não pelo bloqueador H2, a cimetidina **{44,45}**. In vitro, a histamina despolariza a maioria dos neurónios testados em preparações de fatias de núcleos vestibulares mediais **{46,47}**. Foram avançadas várias explicações técnicas para explicar esta discrepância em relação aos resultados in vivo, incluindo os métodos de anestesia, a incerteza da identidade neuronal e o pequeno número de neurónios investigados]**{48}**. A isto pode acrescentar-se que alguns dos antagonistas utilizados nos primeiros estudos foram posteriormente considerados menos selectivos do que se pensava inicialmente **{49}**.

Efeitos comportamentais

Existe apenas um estudo in vivo, que explora diretamente a influência comportamental da neurotransmissão histaminérgica nos núcleos vestibulares **{46}**, e que apoia os achados dos estudos in vitro em fatias de que a histamina tem uma influência estimulante global nos núcleos vestibulares in vivo. A perturbação unilateral da neurotransmissão histaminérgica nos núcleos vestibulares, quer com o antagonista dos receptores H2, a cimetidina, quer com o agonista dos receptores H3, a alfametil-histamina, conduz a uma síndrome semelhante à observada após a desaferentação periférica ipsilateral, só que menos pronunciada. Os autores também referem uma diminuição do ganho do RVO horizontal após tratamento sistémico com o agonista inverso do recetor H3, a tioperamida, um fenómeno que também foi encontrado anteriormente com a betaistina **{50,51}**, outro antagonista do recetor H3. Este facto pode parecer algo contraditório, tendo em conta que a histamina estimula os neurónios vestibulares e que os antagonistas H3 aumentam a atividade dos neurónios histaminérgicos, mas, como salientam de Waele et al. **{46}**, os efeitos sistémicos da inibição H3 podem incluir acções em várias partes do sistema nervoso. Perante os conhecimentos mais recentes sobre a fisiologia dos receptores H3, deve também ser considerado o possível papel da inibição pré-sináptica histaminérgica da libertação de outros neurotransmissores nos núcleos vestibulares. Descobrimos recentemente que a histamina pode inibir a libertação de GABA em fatias que contêm o núcleo vestibular medial e, se isso refletir um controlo histaminérgico das vias inibitórias comissurais, uma diminuição do ganho no RVO horizontal seria uma consequência do aumento da libertação de histamina nos núcleos vestibulares mediais.

Respostas histaminérgicas à estimulação vestibular e à sobre-estimulação

Como é de esperar de um neuromodulador que responde ao stress, uma atividade sustentada ou desequilibrada do sistema vestibular leva à ativação do sistema histaminérgico. A libertação de histamina no hipotálamo anterior de ratos aumenta em resposta a uma estimulação vestibular unilateral, mas não a um stress de frio inespecífico **{52}**. Foi demonstrado que o conteúdo de histamina da parte pontina medular do cérebro aumenta em ratos normais em resposta à rotação em torno de dois eixos separados - um estímulo vestibular contraditório que pode ser utilizado para evocar a doença de movimento, mas não foi observado qualquer aumento quando os ratos labirintectomizados bilateralmente foram estimulados desta forma **{53}**. Evidências indiretas de aumento da atividade histaminérgica e da liberação de histamina nos núcleos vestibulares também foram relatadas após labirintectomia unilateral em gatos **{54, 55}**. Embora estas investigações indiquem que a entrada vestibular conflituosa ativa o sistema histaminérgico, não é muito claro se se trata de uma resposta vestibular específica ou se é uma resposta ao stress mais geral (ver secção anterior), uma vez que o único estudo em que foram relatados os efeitos de outro fator de stress utilizou um fator de stress muito ligeiro e animais anestesiados {52}. Uma observação interessante feita em animais estimulados unilateralmente é que entradas vestibulares desequilibradas ou conflituosas levam a um aumento pronunciado da vasopressina plasmática {56} Isto também pode estar relacionado com o aumento da sinalização da histamina, uma vez que os neurónios vasopressinérgicos estão sob controlo histaminérgico{ 57}.

Histamina e compensação vestibular

A compensação vestibular em animais é um modelo de longa data para a plasticidade neuronal no cérebro adulto, e a histamina reveste-se de particular interesse neste contexto, dado o seu papel na plasticidade noutras partes do cérebro, na aprendizagem e na vigília. A histamina cerebral pode influenciar a compensação vestibular a vários níveis, tal como acima referido. Algumas dessas influências serão específicas do sistema vestibular; exemplos disso são os efeitos estimulantes da histamina nos neurónios vestibulares em fatias de cérebro e o seu papel como modulador pré-sináptico da libertação de neurotransmissores. Outros efeitos são inespecíficos e podem ser exemplificados pela promoção histaminérgica do estado de alerta, que é um pré-requisito para uma aprendizagem eficaz, bem como pelo papel da histamina na resposta geral ao stress, que está ligada ao curso da compensação vestibular. Na secção seguinte, enumeramos os diferentes mecanismos através dos quais a histamina pode modular a compensação vestibular e resumimos as provas da modulação histaminérgica central da compensação vestibular resultantes de estudos clínicos e de estudos comportamentais em animais.

Modulação histaminérgica local da entrada sináptica?

A modulação histaminérgica direta da entrada sináptica nos núcleos vestibulares é muito provavelmente mediada pela inibição pré-sináptica da libertação de neurotransmissores mediada pelo recetor H3. A expressão do mRNA do recetor H3 muda durante o curso da compensação vestibular em ratos {59}. Foi também encontrada uma diminuição da ligação ao recetor H3 em gatos tratados com betaistina, que por sua vez tem um efeito de depleção de histamina nos núcleos vestibulares que é semelhante ao efeito da desaferentação vestibular {54}.

Os neurónios vestibulares de segunda ordem são estimulados principalmente pela entrada aferente do VIII nervo e são inibidos pelos neurónios comissurais e pelas células de Purkinje. A desaferentação vestibular remove a influência excitatória do VIII nervo e os neurónios do núcleo vestibular ficam silenciosos pouco tempo depois. Este silenciamento precoce dos neurónios vestibulares ipsilaterais não resulta apenas da perda de input do oitavo nervo, mas depende das conexões inibitórias comissurais entre os dois núcleos **{60}**. Acredita-se, portanto, que esse sistema inibitório recíproco desempenhe um papel importante tanto no desenvolvimento quanto na recuperação dos sintomas estáticos após a perda de input de um labirinto. Há algumas evidências de que a eficácia da via inibitória comissural pode mudar em resposta a drogas histaminérgicas, como indicado por uma diminuição do ganho do RVO **{51,61}**. Barresi e colaboradores **{62}** avaliaram recentemente o efeito da administração intraperitoneal do ligando H1/H3 betaistina na capacidade de resposta dos neurónios vestibulares à estimulação labiríntica no rato. Verificou-se que a betaistina podia aumentar ou diminuir o ganho dos neurónios que respondiam e, embora o local de ação do fármaco não seja conhecido, sugeriu-se que a regulação pré-sináptica da libertação de neurotransmissores desempenhava um papel importante. Uma possível explicação para a inibição histaminérgica do ganho vestibular pode ser a inibição da liberação de GABA mediada pelo recetor H3 no núcleo vestibular medial (Bergquist et al., não publicado). Esta inibição histaminérgica da libertação de GABA está de acordo com uma modulação negativa histaminérgica das vias comissurais que normalmente amplificam o ganho vestibular. A inibição local da libertação poderia também influenciar o input cerebelar GABAérgico para os neurónios vestibulares. Este input aumenta no lado contralesional após a desaferentação unilateral e provavelmente contribui, em certa medida, para o reequilíbrio da atividade vestibular **{63}**. A inibição das projecções cerebelares contralesionais não melhoraria a compensação, mas, no lado ipsilesional, esse mecanismo poderia, em princípio, ajudar a recuperar as taxas de disparo.

Modulação histaminérgica local dos neurónios vestibulares?

A recuperação dos disparos espontâneos dos neurónios vestibulares ipsilaterais é explicada, pelo menos em parte, por um aumento da excitabilidade intrínseca **{64-67}**. A histamina aumenta a sensibilidade dos neurónios do hipocampo através da ativação dos receptores H2 e este efeito persiste durante pelo menos 45 minutos após uma breve aplicação **{68}**. O mecanismo deste fenómeno envolve a diminuição da hiperpolarização após a aplicação, através da inibição dos canais de potássio dependentes do cálcio. Como já foi referido anteriormente, a histamina tem efeitos excitatórios mediados por receptores H2 **{69,70}**, portanto nos neurónios vestibulares, levando a um aumento das taxas de disparo{71,**72}**, mas não necessariamente através dos canais de potássio dependentes do cálcio **{61}** **e** os efeitos são apenas transitórios {71}. Assim, embora a histamina tenha demonstrado induzir alterações prolongadas da excitabilidade noutros neurónios, tal não parece ser o caso dos neurónios vestibulares. In vivo, um aumento sustentado da libertação de histamina nos núcleos vestibulares poderia ainda ser importante para a restauração da atividade de repouso dos neurónios vestibulares ipsilaterais. Foi recentemente demonstrado que, após a desaferentação vestibular unilateral em gatos, o mRNA da histidina descarboxilase, que codifica a enzima necessária para a produção de histamina, é fortemente regulado no corpo tubérculo-mamilar ipsilesional **{60}**. Esta regulação positiva persiste durante pelo menos três semanas, indicando que a libertação de histamina está aumentada nos núcleos vestibulares ipsilesionais durante as fases iniciais da compensação vestibular. Os aumentos pós-lesionais da libertação de histamina no vestibular ipsilateral são provavelmente também potenciados pela regulação negativa dos receptores H3 que ocorre nos núcleos vestibulares ipsilionais após a de-ferentação vestibular unilateral **{55}**.

Modulação histaminérgica das respostas vestibulares ao stress

A interação entre as respostas ao stress e a compensação vestibular tem sido alvo de especial atenção. Afirma-se frequentemente que o stress é um fator desencadeante de episódios de vertigem na doença de Ménière e, embora isso tenha sido difícil de confirmar **{73}**. Investigações recentes indicam que os doentes com doença de Ménière apresentam alterações na expressão de genes relacionados com o stress que não são evocadas pela simples experiência do stress dos sintomas vestibulares **{74}**. Além disso, foi demonstrado que os doentes com doença de Ménière apresentam níveis mais elevados dos marcadores de stress prolactina e vasopressina do que os observados em doentes de controlo, mesmo entre episódios de vertigem **{75,76}**. No entanto, o papel exato das hormonas de stress neste contexto ainda tem de ser determinado. Uma certa quantidade de ativação glucocorticoide parece ser necessária para o aparecimento de aumentos compensatórios na excitabilidade intrínseca dos neurónios vestibulares após labirintectomia **{77}**, mas o stress adicional de imobilização prejudica a compensação vestibular **{78}**. Foi sugerido por Cameron e Dutia **{77}** que a compensação vestibular mais lenta observada após anestésicos de ação prolongada poderia estar relacionada com uma resposta retardada ao stress. No entanto, um estudo que abordou esta possibilidade não encontrou diferenças no tempo de recuperação comportamental entre animais que foram acordados diretamente após a labirintectomia e outros que foram mantidos anestesiados com halotano durante quatro horas **{79}**. A compensação tardia em animais que receberam anestésicos de ação prolongada está, portanto, mais provavelmente relacionada com as caraterísticas dos fármacos anestésicos utilizados. Os mecanismos pelos quais o stress afecta a compensação vestibular ainda não são claros, mas independentemente do facto de o stress melhorar ou prejudicar a compensação vestibular, fornece outro mecanismo possível pelo qual a histamina pode modular a função vestibular. Isto pode ocorrer como resultado da regulação histaminérgica central das hormonas do stress que actuam ao nível do cerebelo ou do tronco cerebral, mas também por uma regulação periférica mediada pela vasopressina dos órgãos vestibulares.

O cerebelo tem recebido muita atenção pelo seu possível papel na compensação vestibular, mas as provas não são inequívocas. Por um lado, a remoção do flóculo cerebelar previne o aumento precoce da excitabilidade nos neurónios vestibulares ipsilaterais **{80}**, e muitos estudos demonstraram alterações bioquímicas no cerebelo após labirintectomia **{81,82}.** Por outro lado, os dados comportamentais disponíveis não fornecem apoio unânime para um papel causal do cerebelo na compensação vestibular. Uma interpretação conservadora dos estudos efectuados até agora é que o cerebelo é influente, mas não crucial para a compensação vestibular. Há provas de um efeito neuromodulador da histamina também no **cerebelo{83-86}**. As consequências funcionais da inervação histaminérgica relativamente esparsa não eram conhecidas até há pouco tempo, mas um relatório recente indica que a neurotransmissão histaminérgica no cerebelo facilita as funções motoras em testes de equilíbrio e resistência {87}. Não se sabe se isto também envolve uma influência histaminérgica nas entradas cerebelares para os sistemas vestibulares.

DOIS ESTUDOS DE INVESTIGAÇÃO

Os dois estudos seguintes procuram a eficácia da manobra de reposicionamento do canal (CRM) com e sem restrição postural (Elsanadiki, 2006) e o segundo estudo centra-se no diagnóstico e tratamento da vertigem posicional paroxística benigna do canal posterior: abordagem prática.

Primeiro estudo:

Doentes e métodos:

Quarenta e oito pacientes foram submetidos à CRM. Após o reposicionamento, foram

O grupo de controlo incluiu 20 doentes que receberam instruções para usar um colarinho e restrições posturais e o grupo de estudo incluiu 28 doentes que não receberam instruções posturais. Os doentes de ambos os grupos foram avaliados ao fim de dois dias.

Resultados

Efeito da idade: a idade média do grupo de controlo foi de 43,5±14,09 anos e a do grupo de estudo foi de 45,5±15,6 anos. Não houve diferença significativa entre os dois grupos. Na avaliação da progressão pós-manobra tendo em conta a idade, não foram encontradas diferenças estatisticamente significativas entre os indivíduos sintomáticos e assintomáticos tanto no grupo de controlo (instruído) como no grupo de estudo (não instruído) no que diz respeito ao efeito da idade (P>0,5)

Efeito da Lateralidade: no que diz respeito à lateralidade dos canais afectados, os resultados deste trabalho mostraram que 52,66% dos canais posteriores esquerdos e 47,34% dos canais posteriores direitos. No grupo de controlo, 57,2% tinham o canal do lado direito e 42,9% o canal do lado esquerdo tornaram-se assintomáticos e 33,3% (direito) e 66,7% (esquerdo) são sintomáticos, respetivamente, no grupo de estudo. 38,9% tinham o canal do lado direito e 61,1% o canal do lado esquerdo tornaram-se assintomáticos e 60% (direito) e 40% (esquerdo) são sintomáticos, respetivamente. O teste exato de Fisher demonstrou que não havia diferença estatisticamente significativa entre os dois lados nos grupos de controlo e de estudo e também nos subgrupos sintomáticos e assintomáticos (P>0,05).

Taxa de sucesso: a tabela (3) mostra a taxa de sucesso nos grupos de controlo e de estudo. 48

indivíduos participaram neste estudo, 33 indivíduos (68,2%) observaram o alívio completo dos sintomas após a manobra de reposicionamento do canal (CRM). Uma análise mais aprofundada em ambos os grupos revelou que a taxa de sucesso no grupo de estudo foi de 71,4% (20/28) e no grupo de controlo foi de 65% (13/20). Esta percentagem realça uma melhoria significativa em ambos os grupos após a CRM, quer os doentes tenham sido instruídos ou não. O teste do Qui-quadrado foi realizado para comparação entre os grupos de controlo (com instruções de restrição postural) e o grupo de estudo (sem instruções). Não se registaram diferenças estatisticamente significativas no que diz respeito ao alívio dos sintomas.

Efeito da duração dos sintomas: para determinar o efeito da duração dos sintomas, foi efectuado o teste de Mann-Waitny para comparação entre os grupos de controlo e de estudo. Os sujeitos com sintomas positivos após a CRM têm uma duração mais longa do que os sujeitos com alívio completo dos sintomas, quer no grupo de controlo (instruído) quer no grupo de estudo (não instruído). Verificaram-se diferenças estatisticamente significativas entre os indivíduos sintomáticos e assintomáticos, tanto no grupo de controlo como no grupo de estudo. Estes resultados sublinham que a duração dos sintomas tem um efeito no alívio dos sintomas, quer os indivíduos tenham recebido instruções ou não.

DISCUSSÕES

A Vertigem Posicional Paroxística Benigna (VPPB) é uma das doenças mais comuns do ouvido interno, relatada na literatura como responsável por aproximadamente 17% dos diagnósticos clínicos de tontura. Em 50-70% dos casos, a VPPB é idiopática ou primária e a segunda causa mais comum é o traumatismo craniano que corresponde a 7-17% dos casos. Pode ser encontrada em todas as faixas etárias, mas aumenta com o envelhecimento.

Até recentemente, acreditava-se que a VPPB era uma condição autolimitada e, portanto, não necessitava de tratamento. A demonstração histológica de canalitíase no canal semicircular posterior fez com que muitos neurologistas considerassem manobras de reposicionamento. Particularmente, a manobra de Epley' s para o tratamento da VPPB tem sido muito bem-sucedida. Os resultados do presente estudo concordam com os resultados de Simoceliet at 21, que relatou que 70% dos pacientes tornaram-se assintomáticos após a manobra de Epley quando avaliados 72 ± 24 horas após a realização do procedimento.

Estes dados estão de acordo com a literatura cujas referências apontam para a taxa de sucesso da manobra em cerca de 60% a 100% dos casos como uma abordagem de tratamento eficaz da VPPB **{88-90}**.Epley {89} **registou** uma taxa de sucesso de 97,7% a 100% após a manobra de reposicionamento do canal. Parnes e price-jones 23 **{91} registaram** 57% a 90% de sucesso na PRM. Herdman et al.{92} **colocaram** a eficácia da PRM entre 84% a 96% nos seus respectivos estudos. Balkely {93} na sua análise de 38 pacientes relatou uma taxa de sucesso de 89%. Sridhar et al.25 {94} em **seu** estudo **randomizado**, simples, cego e controlado, obteve uma taxa de sucesso entre 85% e 100% de acompanhamento de 3 a 6 meses. White et al **26{95}** sugeriram que a CRM é um tratamento seguro e eficaz da VPPB. Eles relataram que uma única sessão de tratamento resolve o nistagmo potencial. Li etal. **{96} concordaram** que a PCR foi eficaz na maioria dos pacientes (86,9%) com VPPB e pode ser recomendada como a primeira linha de tratamento. Diferenças nas taxas de sucesso dos vários níveis de graduação utilizados para avaliar a resposta sintomática. A resolução parcial do sintoma não implica a cura da VPPB, tal como se verificou no nosso estudo. Os casos podem continuar a ser positivos na manobra de Hallpike, indicando assim a persistência da doença. Lynn et al. {97} sugeriram a manobra objetiva de Dix-Hallpike como padrão de ouro para a avaliação da taxa de recorrência.

Parece claro que a MRC é o tratamento recomendado nos casos de VPPB, mas o impacto da instrução após a manobra ainda é uma questão controversa **28{103}**. Epley {89} **recomendou**, além do uso do vibrador ósseo, algumas restrições posturais e de movimento da cabeça após o procedimento de reposicionamento. Por outro lado, Parnes&Mcclure **{98} e** Woodworth et al.{99} **sugeriram** que o pescoço confirmou que as instruções pós-manobra não são necessárias em seus estudos. Também devemos considerar que as instruções pós-manobra não são necessárias nos seus estudos. Devemos ainda considerar que após o período de restrição, os doentes podem manifestar grande ansiedade face à possibilidade de movimentar normalmente a cabeça, ou dormir sobre o lado afetado para evitar o reinício da sintomatologia. Estes factos afectam potencialmente os idosos, que se sabe serem mais frágeis que os jovens e apresentam dores musculares subsequentes ao assumir qualquer modificação postural forçada pelo médico.

Em relação ao efeito do tempo de duração dos sintomas, muitos estudos relataram que, mesmo considerando a possibilidade de auto-resolução quando tratada com MRC, a VPPB evolui melhor no primeiro mês após o procedimento, fato que beneficia os pacientes e minimiza o tempo de duração da sintomatologia. Além disso, os resultados desse trabalho enfatizaram que quanto menor o tempo de duração dos sintomas, melhor a resolução completa dos sintomas. Em contraste, Korres et al. **{100} não concordaram** com estes resultados, tendo referido que a duração dos sintomas não teve qualquer efeito no resultado do tratamento. Woodworth et al.**{99}**, Motamed et al.**{101}**, sugeriram que a realização da manobra não apresenta benefícios substanciais no acompanhamento a longo prazo, entre 3 e 6 meses, nem em relação à possibilidade de recorrência, o que parece estar mais relacionado com a etiologia das afecções vestibulares que estão associadas à VPPB do que com o tratamento sintomático adotado

Segundo estudo

Sujeitos e método

Revisão retrospetiva de 220 pacientes com diagnóstico de CEC posterior submetidos a tratamento com sucesso com a Manobra de Reposicionamento de Canalith. Foi estudada prospectivamente uma série consecutiva de doentes com diagnóstico clínico de VPPB entre janeiro de 2009 e outubro de 2011. Foram incluídos neste estudo pacientes com história de vertigem breve provocada por mudanças na posição da cabeça e associada a vertigem e nistagmo durante o teste de Dix-Hallpike no exame físico. O acometimento do canal semicircular posterior foi confirmado à prova de Dix-Hallpike pela presença de nistagmo torsional geotrópico de batimento ascendente com latência, duração e fatigabilidade caraterísticas e associado à perceção subjetiva de vertigem. O teste de Dix-Hallpike foi realizado bilateralmente. Se os achados caraterísticos da VPPB fossem identificados bilateralmente, a amplitude e a frequência do nistagmo eram comparadas. Os movimentos oculares foram registados por um oftalmoscópio Micromedical de dois canais, utilizando o protocolo de teste padrão de estimulação visual e vestibular. Foram excluídos os pacientes com quadro clínico atípico e com prova de Dix Hallpike positiva. Em alguns pacientes idosos, foi realizado o teste de deitado de lado. Foi efectuada uma avaliação exaustiva para excluir qualquer patologia neurológica ou otológica. Esta incluiu: avaliação do nistagmo espontâneo, prova de impulsão da cabeça, outras manobras posicionais, prova de Romberg e avaliação audiológica. A videonistagmografia só foi realizada quando a história e os achados clínicos levantaram a suspeita de uma patologia vestibular adicional.

Os doentes foram tratados utilizando o procedimento de reposicionamento dos canalitos (PRC) descrito por Epley. Os doentes que apresentavam vertigens graves e não toleravam o movimento da cabeça receberam inicialmente um tratamento de 3 dias com cloridrato de betaistina. Os doentes foram reavaliados com um intervalo de 3 a 5 dias para avaliar a resposta ao tratamento. A PRC foi repetida até se conseguir um reposicionamento bem sucedido. Na VPPB bilateral, a seleção do lado para início da MRC foi baseada na comparação do nistagmo observado. O lado em que o nistagmo era de maior amplitude, mais rápido ou associado a vertigem subjectiva mais intensa foi selecionado para o reposicionamento (Esquema). O sucesso do tratamento foi considerado como o alívio completo dos sintomas de vertigem e a conversão para um teste de Dix-Hallpike negativo no exame físico. Se o lado menos afetado continuasse a ser positivo no teste de Dix-Hallpike, começávamos a fazer a PCR. A VPPB era considerada persistente se não respondesse a três sessões de PCR nas duas semanas seguintes à apresentação inicial. A recorrência foi considerada se a vertigem posicional se desenvolvesse após pelo menos 2 semanas de um intervalo sem sintomas após tratamentos anteriores bem sucedidos. Todos os pacientes foram instruídos a retornar se a vertigem se desenvolvesse. Todos os doentes foram instruídos a efetuar exercícios de Brandt-Daroff em casa, com início 2 dias após o reposicionamento bem sucedido e durante um período de 2 semanas. Os doentes foram reavaliados 3 meses e 6 meses após o teste negativo para vertigens. Os doentes foram instruídos para nos contactarem caso voltassem a ter vertigens induzidas por posicionamento no futuro. Além disso, foi feita uma tentativa de contactar os doentes de seis em seis meses para averiguar a recorrência da doença. Apenas os doentes com um mínimo de 2 anos de seguimento foram incluídos no estudo.

Resultados

Foi incluído neste estudo um total de 220 doentes diagnosticados (Tabela 1). Havia 123 do sexo feminino e 97 do sexo masculino, com uma faixa etária de 19 a 73 anos (idade média de 44,3 ± 11,2 anos). A duração dos sintomas antes do diagnóstico variou de 2 a 28 dias. 164 pacientes (74,5%) apresentaram o primeiro episódio de VPPB, enquanto 56 (25,5%) apresentaram episódios recorrentes. 93 doentes (42,3%) apresentaram um historial de visitas a médicos de clínica geral ou a serviços de urgência antes de consultarem um especialista. Presumiu-se que a causa da VPPB na população estudada estava relacionada com traumatismo em 41 doentes (18,6%), vestibulopatia periférica em 20 (9,1%) e idiopática em 159 (72,3%). O sexo feminino superou o masculino no grupo idiopático (2:1). A história de traumatismo na semana anterior à apresentação foi estatisticamente mais significativa no grupo bilateral (P = 0,0153). Nos 20 pacientes com vestibulopatia periférica, a perda auditiva neurossensorial unilateral associada à paresia de canal foi sugestiva de doença de Ménière subjacente em 7 pacientes. Os restantes 13 doentes apresentavam uma história sugestiva de neurite vestibular nos 6 meses anteriores à apresentação. O diagnóstico foi confirmado pela presença de paresia de canal associada a funções cocleares normais. A revisão da história revelou o diagnóstico de enxaqueca em 32 pacientes (14,5%), de acordo com os critérios da Sociedade Internacional de Cefaleias. A afirmação do doente relativamente à direção do movimento que precipitou a maioria das crises correlaciona-se com o ouvido envolvido em 123 doentes (55,9%)

Após a revisão dos registos médicos destes doentes, apenas 27 doentes (29%) fizeram um diagnóstico correto. Os restantes 66 doentes receberam tratamento inespecífico sem qualquer melhoria durante um período médio de 16 ± 5,3 dias. Entre o grupo de 127 doentes que consultaram um especialista, o diagnóstico incorreto e o tratamento inespecífico foram registados em 43 doentes (34%). A percentagem de diagnósticos incorrectos e o atraso no tratamento foram estatisticamente mais significativos no grupo de doentes que consultaram inicialmente médicos não especializados (p<0,0001). (Tabela, 2) A VPPB unilateral do CSP foi identificada em 148 pacientes (67,3%). O canal direito estava envolvido em 87 pacientes, o canal esquerdo em 61 pacientes e o envolvimento bilateral foi diagnosticado em 72 pacientes (32,7%). Nos pacientes com VPPB bilateral, o nistagmo simétrico foi relatado em 45 pacientes e os 27 pacientes restantes apresentaram nistagmo assimétrico. Após a CRM bem-sucedida para o lado com nistagmo mais proeminente, a reavaliação não revelou nistagmo ou vertigem subjetiva no lado contralateral em 25 pacientes com diagnóstico inicial de VPPB bilateral. O diagnóstico desses 25 pacientes foi revisto como VPPB unilateral mimetizando VPPB bilateral. A VPPB bilateral verdadeira foi identificada em 47 pacientes (21,4%). O nistagmo assimétrico foi estatisticamente mais significativo no grupo com VPPB unilateral mimetizando VPPB bilateral (P = 0,0014) (Tabela 3).

A correlação foi estatisticamente significativa na VPPB PSC unilateral em comparação com os casos bilaterais que geralmente relataram movimentos inespecíficos da cabeça como gatilhos para sua vertigem (P<0,0001). Entre os 173 pacientes com VPPB unilateral, 94 pacientes (54%) identificaram uma posição de sono predominante. A associação entre o ouvido afetado e o lado da cabeça deitado durante o sono foi estatisticamente significativa (P=0,0034). 103 pacientes (46,7%) relataram dormir usando apenas um travesseiro.

Trinta e dois pacientes estavam gravemente incapacitados pela vertigem e não podiam tolerar a PCR imediata. Receberam tratamento médico com sedativo labiríntico (cloridrato de betaistina 16 mg três vezes por dia) seguido de reavaliação após 3 dias.

Dos 220 pacientes, 185 (84%) foram considerados livres de sintomas e convertidos para o teste de Dix-Hallpike negativo após as PCRs. Em 113 doentes, o tratamento foi bem sucedido após uma sessão de reposicionamento. Nos restantes 72 doentes, foram efectuadas duas a quatro sessões de reposicionamento (média = 3 sessões) até à recuperação total. 35 doentes (15,9%) foram considerados refractários às manobras de posicionamento e a avaliação subsequente identificou uma patologia vestibular periférica subjacente em 13 doentes, tendo-lhes sido administrados medicamentos supressores vestibulares. A enxaqueca foi uma causa potencial de VPPB persistente em 14 doentes que relataram uma melhoria dos seus sintomas após o início de uma terapêutica profiláctica com cloridrato de betaistina. Nos restantes oito doentes, não foi possível identificar qualquer causa subjacente à disfunção vestibular persistente. Relataram uma melhoria parcial dos seus sintomas através de exercícios de reabilitação vestibular. Durante o período de acompanhamento, 48 dos 185 pacientes (25,9%) que apresentaram recuperação inicial completa desenvolveram recorrência dos sintomas. A recorrência foi estatisticamente significativa nos doentes com etiologia traumática, patologia vestibular subjacente, VPPB bilateral na apresentação inicial, nos doentes com enxaqueca e nas mulheres com mais de 60 anos. 97 pacientes relataram o cumprimento das instruções relativas aos exercícios de Brandt-Daroff durante 2 semanas após a manobra de reposicionamento. Os exercícios de Brandt-Daroff foram concebidos para habituar os sintomas. O doente passou de sentado na borda da cama para deitado de lado (deitado de lado) com a cabeça rodada 45 graus em direção ao teto, alternando entre o lado esquerdo deitado e o lado direito deitado 31{106}. Helene relatou que a modificação da MRC, a realização da MRC mais um programa em casa, ou o envolvimento do segundo canal semicircular não altera a eficácia do tratamento32 {107}. Um estudo anterior apoia este achado, no entanto, recomendaram que o médico poderia usar a MRC no consultório e dar um exercício em casa para uso inicial em caso de recorrência33{108}. Por outro lado, Tanimtoetal descobriu que a MRC, por si só, era menos eficaz do que a MRC mais exercícios em casa34{109}. A recorrência neste grupo de doentes foi estatisticamente inferior à dos que não cumpriram os exercícios (P=0,011). A recorrência foi registada no lado contralateral em 11 doentes.

Discussão

A VPPB é provavelmente a causa mais comum de vertigem vestibular, sendo responsável por cerca de 20-30% dos diagnósticos em clínicas especializadas em vertigens, com uma prevalência global ao longo da vida de 2,4% {102,103,104}. No entanto, apesar das recomendações diagnósticas e terapêuticas previamente publicadas, continua a haver um atraso significativo entre a apresentação inicial e o início de um tratamento bem sucedido, com as consequentes consequências psicossociais e económicas substanciais. O atraso no diagnóstico pode ser atribuído à falta de sensibilização dos médicos para esta doença. Num estudo, 77% dos doentes que acabaram por ser diagnosticados com VPPB foram submetidos a exames desnecessários (por exemplo, RMN, EEG), ao passo que os testes de reposicionamento diagnóstico foram realizados em apenas 27%. Além disso, outro estudo demonstrou que a maioria dos indivíduos que se apresentam com VPPB a um médico não receberam qualquer tratamento (45%) ou receberam medicação não específica para a vertigem (27%), enquanto apenas 10% foram tratados com manobras de posicionamento, principalmente exercícios de Brandt-Daroff {104}. Por conseguinte, a formação dos médicos de cuidados primários e dos médicos das urgências, que são os primeiros a ser consultados pelos doentes que sofrem de vertigens, sobre as caraterísticas clínicas e os testes de diagnóstico posicional para a VPPB evitará o atraso no diagnóstico e intervenções desnecessárias. Do mesmo modo, a melhoria das competências dos especialistas em otorrinolaringologia e neurologia no que diz respeito ao diagnóstico e tratamento da VPPB aumentará definitivamente a possibilidade de efetuar manobras de reposicionamento eficazes em vez de prescrever medicamentos sintomáticos não específicos. O atraso no diagnóstico também pode ser atribuído à apresentação atípica da VPPB. Um estudo efectuado por Kentala e Pyykko{105} referiu que 80% dos doentes têm vertigens rotatórias e 47% têm uma sensação de flutuação.10 Neste estudo, a apresentação atípica da VPPB foi normalmente descrita em doentes idosos, que habitualmente descrevem sintomas de tonturas posturais ou tendência para cair, em vez da clássica vertigem rotatória. É necessário um elevado índice de suspeição neste grupo de doentes, que normalmente sofrem de comorbilidades cardiovasculares e neurológicas concomitantes que impedem ainda mais o diagnóstico correto.

A cupulolitíase e a canalolitíase representam as principais explicações patológicas para a VPPB{106,107}. Esta é uma simplificação excessiva de uma condição realmente complexa. Vários estudos ultra-estruturais identificaram defeitos em uma ou mais etapas envolvidas no metabolismo da otoconia como potenciais desencadeadores da VPPB. Estes incluem distúrbios da otoconiabiomineralização ou da aderência da otoconia à membrana otolítica{108}. Os estudos epidemiológicos fazem frequentemente referência a patologias vestibulares pós-traumáticas e concomitantes como os principais factores desencadeantes da deslocação da otoconia. A maioria dos nossos doentes é portadora de canalitíase, pelo que utilizámos a PCR recomendada por Epley em todos os doentes, mesmo naqueles com capulitíase. De acordo com a literatura anterior, Casqueiro et al. enfatizaram que o tratamento de reposicionamento parece ser eficaz, independentemente de pequenas diferenças entre as manobras {109}. Se a cabeça for movida num movimento apropriado, e com rapidez suficiente, aproximadamente 55%segundo a75°/segundo,{110} é provável que o tratamento seja eficaz. A pequena variação na técnica pode não influenciar substancialmente o resultado. Os pacientes que desenvolveram VPPB de canal horizontal anterior são excluídos. O restante subgrupo de doentes sem uma etiologia identificável para os seus sintomas é frequentemente referido como tendo VPPB idiopática. Vários estudos sugerem a contribuição de factores hormonais, auto-imunes e degenerativos na etiologia da VPPB {111,112}. Recentemente, a enxaqueca também foi proposta como estando intimamente associada à VPPB. A enxaqueca foi diagnosticada em 14,5% dos nossos pacientes. Outro estudo relatou a associação mais forte entre a VPPB e a enxaqueca; 21% dos homens e 43% das mulheres com VPPB tinham um histórico de enxaqueca {106}. O vasoespasmo das artérias labirínticas é um outro mecanismo putativo que liga a VPPB à enxaqueca. O vasoespasmo das artérias labirínticas pode alterar o fluxo sanguíneo regional do ouvido interno, resultando na libertação de otólitos {113,114}. Anomalias do processamento central no tronco cerebral ou nas vias vestibulocerebelares foram postuladas por outros autores como a causa da vertigem episódica recorrente em enxaquecosos {115}. Além disso, diabetes, hipertensão, hiperlipidemia e isquemia vertebelobasilar também foram sugeridos como fatores predisponentes para a VPPB. Isso foi atribuído à isquemia labiríntica que provavelmente facilita o descolamento da otocônia da membrana otolítica {106}. No entanto, são ainda necessários estudos controlados bem concebidos para confirmar que a associação entre a VPPB e as várias patologias sistémicas é uma relação causal e não apenas uma coincidência.

Existem caraterísticas particulares do curso clínico e da história natural da VPPB que suportam a hipótese de uma patologia sistémica subjacente. Em primeiro lugar, a VPPB bilateral simultânea verdadeira foi previamente descrita na literatura. O traumatismo craniano ou da coluna cervical, que pode afetar ambos os ossos temporais, é geralmente atribuído como o principal fator etiológico da VPPB bilateral{116}. Neste estudo, a VPPB bilateral foi registada em 21,4% dos doentes, com apenas 32% dos doentes a apresentarem uma história de trauma antes do início dos sintomas. Isto deve levantar a suspeita de outros factores contribuintes.

Em segundo lugar, a VPPB é uma doença recorrente. As taxas de recorrência a curto prazo variam entre 7 e 23% no espaço de um ano após o tratamento, mas as recorrências a longo prazo podem aproximar-se dos 50%, dependendo da idade do doente{117}. O potencial de envolvimento contralateral também foi demonstrado por um estudo recente no qual 5% dos pacientes desenvolveram sintomas e sinais contralaterais sugestivos de VPPB de canal posterior revelada ou incipiente dentro de 2 semanas após a realização da Manobra de Epley no ouvido ipsilateral. Eles postularam que a doença incipiente no vestíbulo da orelha contralateral pode ser depositada no canal semicircular posterior, pelos movimentos recíprocos necessários para limpar partículas da primeira orelha {118}. A recorrência foi relatada no ouvido contralateral em 11 pacientes neste estudo. Assim, a VPPB bilateral que se desenvolve simultaneamente ou subsequentemente no ouvido contralateral pode dever-se a uma patologia subjacente que está a afetar ambos os ouvidos. O intervalo de tempo entre os dois ouvidos pode representar a duração necessária para a acumulação de uma quantidade óptima de otoconia. Foi demonstrado, por meio de modelos fisiomatemáticos, que deve haver aproximadamente 62 otocónias dentro do canal semicircular. Estas partículas necessitam de mais tempo para se aglomerarem de forma a exercerem um efeito hidrodinâmico quando se deslocam no canal {119}. Por conseguinte, os doentes com envolvimento bilateral inicial e os que desenvolveram múltiplas recorrências, especialmente se envolverem o ouvido contralateral, requerem uma atenção especial. É obrigatória uma avaliação exaustiva de uma condição comórbida subjacente, uma vez que o seu tratamento pode afetar o controlo a longo prazo da VPPB.

A postura de dormir é um importante determinante da orelha acometida. Nesta série, o ouvido direito foi mais frequentemente envolvido e houve uma correlação estatisticamente significativa com o facto de dormir do lado direito. Este facto foi previamente documentado por vários estudos {120,121}. Dormir numa única almofada é outro achado importante nos nossos doentes. Essa posição relativamente baixa da cabeça durante o sono colocaria o canal posterior em uma posição mais dependente, permitindo que a otocônia caísse mais profundamente dentro do canal pelo efeito da força gravitacional. Tal achado corrobora a recomendação anterior de que a permanência na posição vertical por uma noite semanal, elevando os travesseiros, é tão eficaz na prevenção da recorrência da VPPB. Esta posição vertical manterá um plano horizontal do utrículo e maximizará a probabilidade de a otocónia extra aterrar na superfície das células escuras da membrana otolítica em vez de entrar nos canais semicirculares {110} Segundo Li et al. Concluíram que os doentes com VPPB devem ser aconselhados a não dormir sobre o lado afetado durante pelo menos uma semana após a manobra de reposicionamento {122}.

Existe um consenso geral de que os medicamentos supressores vestibulares não são recomendados para o tratamento de rotina da VPPB, a não ser para o tratamento a curto prazo de sintomas vegetativos, como náuseas ou vómitos, em doentes gravemente sintomáticos{123,124}. No presente estudo, prescrevemos betaistina para pacientes com ataques graves que não toleram o movimento da cabeça. Estudos recentes mostraram que a betaistina em adição à PCR é mais eficaz do que a PCR isolada ou combinada com placebo no que respeita à melhoria dos sintomas. Presumiu-se que, após a remoção da otoconia, a betaistina desempenha um papel importante na melhoria do fluxo sanguíneo no ouvido interno, com a consequente restauração da função normal das células ciliadas sensíveis ao movimento e a estabilização da postura{125}.

Primeiro estudo

Tabela (1) Comparação entre os grupos de estudo e de controlo de acordo com a distribuição.

Grupo	Idade		Teste T	
	Sintoma	Um sintoma	T	Valor de p
	Média ± DP	Média ± DP		
Controlo	46.500 ± 6.716	40.500 ± 10.537	1.277	0.218
Doentes	46.200 ± 9.612	44.889 ± 15.080	0.247	0.807
	T	0.877		
Teste T	Valor de p	0.385		

*P>0,1 = sem significado.

Lado						
Grupo	Rt		*Tenente*		Fisher's	
	Não	%	Não	*%*	Teste exato	
	2		*4*			
Controlo	Sintoma		33.33		66.67	0.315
	Um sintoma	8	57.14	6	42.86	
Estudo	Sintoma	6	60.00	4	40.00	0.249
	Um sintoma	7	38.89	11	61.11	

Tabela (2): Comparação entre os grupos de estudo e de controlo de acordo com o lado afetado.

Teste exato de Fisher0 ,519

P>0,1 = sem significado.

Tabela (3): Comparação da percentagem da taxa de sucesso entre os grupos de controlo e de estudo.

Grupo	Sintoma		Um sintoma	Total
Controlo	Não	7	13	20
	%	35.00	65.00	100.00
	Não	8	20	28
Estudo	%	28.57	71.42	100.00

Total	Não	15	33	48
	%	31.79	68.21	100.00
Qui-quadrado	X2		0.171	
	Valor de p		0.679	

*P>0,1 = sem significado.

Tabela (4): Comparação entre os grupos de estudo e de controlo de acordo com a duração dos sintomas.

Duração						
GRUPO		GAMA	MÉDIA	CLASSIFICAÇÃO MÉDIA	Teste Mann-waitny	
					Z	Valor P
Controlo	Sintoma	4.00 - 120.00	48.00	15.58	-2.547	0.011*
	Um sintoma	0.25 - 84.00	12.00	8.32		
Estudo	Sintoma	0.25 - 48.00	1.00	11.750	-2.391	0.016
	Um sintoma	1.00 - 36.00	6.00	19.450		

Mann-waitnyZ-2 .521

TesteValor-P0 ,012*

*P >0,01 = significativo

Segundo estudo

Table (1) Tabela descritiva para pacientes com VPPB:

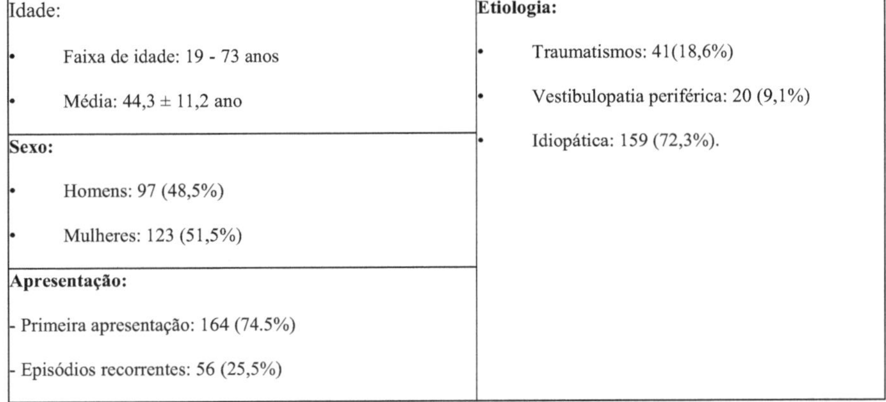

Idade:	Etiologia:
• Faixa de idade: 19 - 73 anos • Média: 44,3 ± 11,2 ano	• Traumatismos: 41(18,6%) • Vestibulopatia periférica: 20 (9,1%) • Idiopática: 159 (72,3%).
Sexo: • Homens: 97 (48,5%) • Mulheres: 123 (51,5%)	
Apresentação: - Primeira apresentação: 164 (74.5%) - Episódios recorrentes: 56 (25,5%)	

Table (2) Comparação do tratamento de doentes com VPPB por médicos de clínica geral e especialistas:

Apresentação inicial	**Primeira consulta com um especialista em otorrinolaringologia, audiologia ou neurologia**	**Primeira consulta com o médico de clínica geral ou com o serviço de urgência**	**Valor P**
Número de pacientes	127/220 (57.7%)	93/220 (42.3%)	
Diagnóstico correto	84 (66%)	27 (29%)	< 0.0001
Diagnóstico incorreto	43 (34%)	66 (71%)	
Investigações desnecessárias	37 (29%)	50 (53.8%)	0.0003
Duração antes do diagnóstico	9.6 ± 5.7	13.6 ± 6.5	< 0.0001

Tabela (3): Tipo de Apresentação e Pacientes com VPPB Bilateral.

Tipo de apresentação	**Vertigens rotatórias típicas com um evidente desencadeamento posicional**	**Sensação atípica de tonturas ou desequilíbrio sem um fator de posicionamento evidente**	
Número de pacientes	151/220 (68.6%)	69/220 (31.4%)	
Idade < 50 anos	110 (50%)	39 (17.5%)	0.0199
Idade > 50 anos	41 (18.6%)	30 (13.5%)	
Envolvimento bilateral	**Nistagmo simétrico**	**Nistagmo assimétrico**	
VPPB bilateral verdadeira	38	9	
Mímica unilateral VPPB bilateral	7	18	0.0014

Tabela (4): Tipo de Apresentação e Pacientes com VPPB Bilateral.

Tipo de apresentação	**Vertigens rotatórias típicas com um evidente desencadeamento posicional**	**Sensação atípica de tonturas ou desequilíbrio sem um fator de posicionamento evidente**	
Número de pacientes	151/220 (68.6%)	69/220 (31.4%)	
Idade < 50 anos	110 (50%)	39 (17.5%)	0.0199
Idade > 50 anos	41 (18.6%)	30 (13.5%)	
Envolvimento bilateral	**Nistagmo simétrico**	**Nistagmo assimétrico**	
VPPB bilateral verdadeira	38	9	
Mímica unilateral VPPB bilateral	7	18	0.0014

Esquema de tratamento da VPPB.

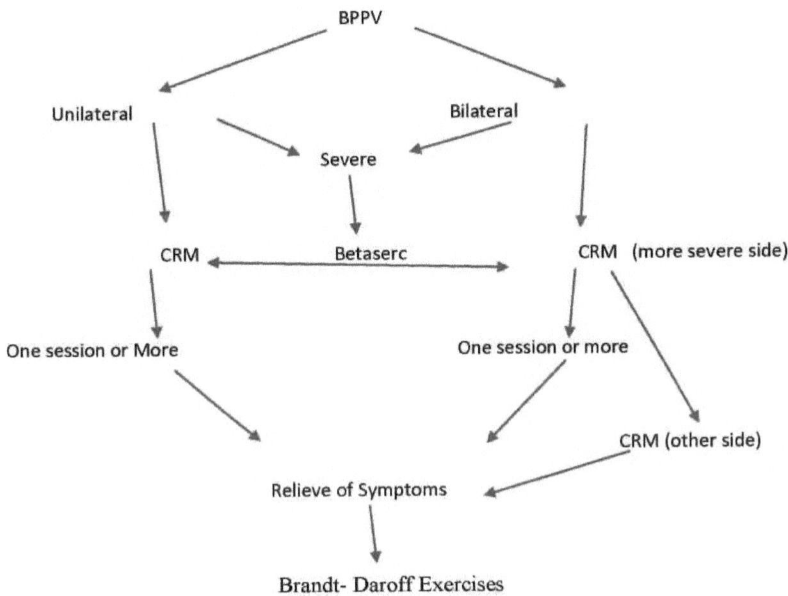

REFERÊNCIAS:

{1} Baranay R. :Diagnose von Krankheitserschernungen in Bereiche des Otolithenapparates. *Ata Otolaryngol (Stockh).* 1921;2:434-7.

{Lanska DJ, Remler B: Vertigem de posicionamento paroxística benigna: descrições clássicas, origens da técnica de posicionamento provocador e desenvolvimentos conceptuais. *Neurology. 1997,* 48:1167-1177.

{**Hall** SF, Ruby RR, McClure JA: A mecânica da vertigem paroxística benigna. *J Otolaryngol.*1979, 8:151-158.

{4} Epley JM. Vertigem posicional relacionada com a litíase do canal semicircular. *Otolaryngol Head Neck Surg.* 1995, 112:154-161.

{**Welling** DB, Parnes LS, O'Brien B, *et al*: Particulate matter in the posterior semicircular canal. *Laryngoscope* 1997, 107:90-94.

{6} Schuknecht HF: Cupulolitíase. *Arch Otolaryngol1969*, 90:765-778.

{**Parnes** LS, McClure JA: Partículas de endolinfa flutuando livremente: um novo achado operatório durante a oclusão do canal semicircular posterior. *Laryngoscope* 1992, 102:988-992.

{**Lempert** T, Wolsley C, Davies R, *et al*: Trezentos e sessenta graus de rotação do canal semicircular posterior para o tratamento da vertigem posicional benigna: um ensaio controlado por placebo. *Neurology* 1997, 49:729-733.

{**Honrubia** V, Baloh RW, Harris MR, Jacobson KM: Síndrome de vertigem posicional paroxística. *Am J Otol1999*, 20:465-470.

{**Korres** S, Balatsouras DG, Kaberos A, et al. Ocorrência de envolvimento do canal semicircular na vertigem posicional paroxística benigna. Oto Neurotol 2002;23:926-32

{**Petrone** D, De Candia N, Cassano P, La cupulolitiasi bilateral. Ata Otolrhinolaryngol Ital 1997;17:215-8

{**Gacek** RR. Técnica e resultados da neurectomia singular para o tratamento da vertigem posicional paroxística benigna. Ata Otolaryngol 1995;115:154-7

{**Katsarkas** A. Vertigem posicional paroxística benigna (VPPB): idiopática versus pós-traumática. Ata Otolaryngol 1999; 119:745-9

{14} Macias JD, Lambert KM, Massingale S, et al. Variáveis que afectam o tratamento da vertigem posicional paroxística benigna. Laryngoscope 2000;110: 1921-4

{McClure JA, Parnes LS. Uma cura para a vertigem posicional benigna. Baillieres Clin Neurol 1994;3:537-45.

{16} Dohlman G. Investigadores da função dos canais semicuriculares. *ActaOtolaryngolSuppl (Stockh)* 1944; 51:211.

{Hall SF, Ruby RR, McClure JA. A mecânica da vertigem paroxística benigna. *J Otolaryngol1979*; 8(2):151.

{Parnes LS, McClure JA. Partículas de endolinfa flutuando livremente: um novo achado operatório durante a oclusão do canal semicircular posterior. *Laryngoscope* 1992; 102 (9):988-92.

{Schuknecht HF. Cupulolitíase. *Arch Otolaryngol1969*; 90:765.

{20} Schuknecht HF, Ruby RR. Cupulolitíase. AdvOtorhinolaryngol1973; 20:434.

{Agrawal SK, Parnes LS. Experiência humana com a obturação de canais. *Ann N Y AcadSci2001*; 942:3005.

{Epley JM. Novas dimensões da vertigem posicional paroxística benigna. *Otolaryngol Head Neck Surg1980*; 88:599-605.

{23} Epley JM. Experiência humana com manobras de reposicionamento de canalitos. *Ann N Y AcadSci2001*; 942:179-91.

{Cohen B, Suzuki JI, Bender MB. Movimentos oculares da estimulação do nervo do canal semicircular no gato. *Ann Otolaryngol1964*; 73:153-69.

{Nedzelski JM, Barber HO, McIlmoyl L. Diagnósticos numa unidade de tonturas. *J Otolaryngol1986*; 15:101-4.

{Mizukoshi K, Watanabe Y, Shojaku H, Okubo J, Watanabe I. Estudos epidemiológicos sobre a vertigem posicional paroxística benigna no Japão. ActaOtolaryngolSuppl1988; 447:67-72.

{27} Baloh RW, Honrubia V, Jacobson K. Vertigem posicional benigna: caraterísticas clínicas e oculográficas em 240 casos. *Neurology* 1987; 37:371-8.

{28 } Bourgeois PM, Dehaene I. Vertigem posicional paroxística benigna (VPPB). Caraterísticas clínicas em 34 casos e revisão da literatura. *ActaNeurolBelg1988*; 88:65-74.

{Yamamoto T, Yamanaka T, Matsunaga T. O efeito da aplicação de stress na compensação vestibular. ActaOtolaryngol 2000; 120: 504-507.

{29 } Katsarkas A. Benign paroxysmal positional vertigo (BPPV): idiopathic versus post-traumatic. ActaOtolaryngol1999; 119(7):745-9.

{30} Ishiyama A, Jacobson KM, Baloh RW. Enxaqueca e vertigem posicional benigna. *Ann Otol Rhinol Laryngol* 2000;109:377-80.

{31} Lempert T, Leopold M, von Brevern M, Neuhauser H. Enxaqueca e vertigem posicional benigna. *Ann Otol Rhinol Laryngol* 2000;109:1176.

{32}Atacan E, Sennaroglu L, Genc A, Kaya S. Vertigem posicional paroxística benigna após estapedectomia. *Laryngoscope* 2001;111:1257-9.

{Collison PJ, Kolberg A. Canalith repositioning procedure for relief of poststapedectomy benign paroxysmal positional vertigo. *SDJ Med* 1998;51(3):85-7.

{Kentala E, Pyykko I. Vertigem em doentes com vertigem posicional paroxística benigna. ActaOtolaryngolSuppl2000; 543:20-2.

{35} Dix Mr, Hallpike CS, Patologia, Sintomatologia e diagnóstico de certas perturbações do sistema vestibular. *Proc R Soc Med* 1952: 45:341

{Uno A, Moriwaki K, Kato T, Nagai M, Sakata Y. [Caraterísticas clínicas da vertigem posicional paroxística benigna]. *Nippon JibiinkokaGakkaiKaiho2001*; 104:9-16.

{37 } Schessel DA, Minor LB, Nedzelski JM. Doença de Ménière e outros distúrbios vestibulares periféricos. In: Cummings, editor. *Otolaryngology - head & necksurgery*. Vol. 4. St. Louis: Mosby; 1998.

{38} Haynes DS, Resser JR, Labadie RF, Girasole CR, Kovach BT, Scheker LE, et al. Tratamento da vertigem posicional benigna utilizando a manobra de semont: eficácia em doentes que se apresentam sem nistagmo. *Laryngoscope* 2002;112:796-801.

{Tirelli G, DOrlando E, Giacomarra V, Russolo M. Vertigem posicional benigna sem nistagmo detetável. *Laryngoscope* 2001;111:1053-6.

{Weider DJ, Ryder CJ, Stram JR. Vertigem posicional paroxística benigna: análise de 44 casos tratados pelo procedimento de reposicionamento canalicular de Epley. *Am JOtol1994*;15:321-6.

{41} Epley JM: O procedimento de reposicionamento dos canalitos: para o tratamento da vertigem posicional paroxística benigna. *Otolaryngol Head Neck Surg1992*, 107:399-404.

{McClure JA, Parnes LS: Uma cura para a vertigem posicional benigna. BaillieresClinNeurol1994, 3:537545.

{43} Li JC, Li CJ, Epley J, Weinberg L: Gestão económica da vertigem posicional benigna utilizando o reposicionamento dos canalitos. *Otolaryngol Head Neck Surg2000*, 122:334-339.

{44} Kirsten EB, Sharma JN. Microiontoforese de acetilcolina, histamina e seus antagonistas em neurónios dos núcleos vestibulares medial e lateral do gato. Neuropharmacology 1976; 15: 743-753.

{**45**} Satayavivad J, Kirsten EB. Estudos iontoforéticos de histamina e antagonistas de histamina nos núcleos vestibulares felinos. Eur J Pharmacol 1977; 41: 17-26.

{De Waele C, Serafin M, Khateb A, Vibert N, Yabe T, Arrang JM, Mulhethaler M, Vidal PP. Um estudo *in vivo* e *in vitro* dos receptores histaminérgicos dos núcleos vestibulares na cobaia. Ann NY AcadSci 1992; 656: 550-565.

{**47**} Serafin M, Khateb A, Vibert N, Vidal PP, Muhlethaler M. Núcleo vestibular medial na cobaia: receptores histaminérgicos. I. Um estudo *in vitro*. Exp Brain Res 1993; 93: 242-248.

{**48**} Lacour M. Histamina - Função vestibular e compensação vestibular. Paris: Elsevier, 1998, 55.

{**49**} Van der Goot H, Timmerman H. Selective ligands as tools to study histamine receptors. Eur J Med Chem 2000; 35: 5-20.

{**50**} Oosterveld WJ. O cloridrato de betaistina no tratamento da vertigem de origem vestibular periférica. Um estudo em dupla ocultação controlado por placebo. J LaryngolOtol 1984; 98: 37-41.

{**Kingma** H, Bonink M, Meulenbroeks A, Konijnenberg H. Efeito dependente da dose de betaistina no reflexo vestíbulo-ocular: um estudo em dupla ocultação, controlado por placebo, em doentes com vertigem paroxística. ActaOtolaryngol (Stockh) 1997; 117: 641-646.

{**52**} Horii A, Takeda N, Matsunaga T, Yamatodani A, Mochizuki T, Okakura-Mochizuki K, Wada H. Effect of unilateral vestibular F. Bergquistet *al*: Histamine and Vestibular Function **303** stimulation on histamine release from the hypothalamus of rats *in vivo*. J Neurophysiol 1993; 70:1822-1826.

{**53**} Takeda N, Morita M, Kubo T, Yamatodani A, Watanabe T, Wada H, Matsunaga T. Histaminergic mechanism of motion sickness. Estudos neuroquímicos e neurofarmacológicos em ratos. ActaOtolaryngol 1986; 101: 416-421.

{**Tighilet** B, Lacour M. Histamine immunoreactivity changes in vestibular-lesioned and histaminergic-treated cats. Eur J Pharmacol 1997; 330: 65-77.

{**55**} Tighilet B, Trottier S, Mourre C, Lacour M. Changes in the histaminergic system during vestibular compensation in the cat. J Physiol (Lond) 2006; 573(Pt 3): 723-739.

{**56**} Horii A, Koike K, Uno A, Uno Y, Kubo T. Vestibular modulation of plasma vasopressin levels in rats. Brain Res 2001; 914: 179-184.

{**Li**, Z.; Hatton G.: Despolarização prolongada induzida por histamina em neurónios supraópticos de rato: Supressão da condutância de fuga de K+ mediada pela proteína G e independente de Ca2+.

Neuroscience 1996; 70: 145-158.

{58} Dutia M B, Bergquist F, Modulação histaminérgica central da função vestibular. *Ata Physiologica Sinica,* 25 de agosto de 2006, 58 (4): 293-304

{59} Lozada AF, Aarnisalo AA, Karlstedt K, Stark H, Panula P. Plasticidade da expressão e ligação do recetor H3 da histamina nos núcleos vestibulares após labirintectomia no rato. BMC Neurosci 2004; 5: 32-40.

{60} Ris L, Godaux E. Atividade neuronal nos núcleos vestibulares após labirintectomia contralateral ou bilateral na cobaia alerta. J Neurophysiol 1998; 80: 2352-2367.

{61} Yabe T, de Waele C, Serafin M, Vibert N, Arrang JM, Muhlethaler M, Vidal PP. Núcleo vestibular medial da cobaia: receptores histaminérgicos. II. Um estudo *in vivo*. Exp Brain Res 1993; 93: 249-258.

{Barresi M, Bruschini L, Li Volsi G, Manzoni D. Effects of betahistine on the spatiotemporal response properties of vestibulospinal neurons to labyrinthine volleys. Eur J Pharmacol 2005; 515: 73-82.

{63} Kitahara T, Takeda N, Saika T, Kubo T, Kiyama H. Papel do flóculo no desenvolvimento da compensação vestibular: estudos imunohistoquímicos com rastreio retrógrado e floculectomia utilizando a expressão de Fos como marcador no tronco cerebral do rato. Neuroscience 1997; 76: 571-580.

{64}Straka H, Vibert N, Vidal PP, Moore LE, Dutia MB. Propriedades intrínsecas da membrana dos neurónios vestibulares dos vertebrados: função, desenvolvimento e plasticidade. ProgNeurobiol 2005; 76: 349-392.

{Cameron SA, Dutia MB. Base celular da compensação vestibular: alterações na excitabilidade intrínseca dos neurónios MVN. Neuroreport 1997; 8: 2595-2599.

{Vibert N, Bantikyan A, Babalian A, Serafin M, Muhlethaler M, Vidal PP. Plasticidade pós-lesional no sistema nervoso central da cobaia: um processo de adaptação "top-down"? Neuroscience 1999; 94: 1-5.

{Darlington CL, Dutia MB, Smith PF. A contribuição da excitabilidade intrínseca dos neurónios do núcleo vestibular para a recuperação de lesões vestibulares. Eur J Neurosci 2002; 15: 1719-1727.

{Selbach O, Brown RE, Haas HL. Aumento a longo prazo da excitabilidade do hipocampo por histamina e AMP cíclico. Neuropharmacology 1997; 36: 1539-1548.

{Haas H, Panula P. The role of histamine and the tuberomamillary nucleus in the nervous system (O papel da histamina e do núcleo tuberomamilar no sistema nervoso). Nat Rev Neurosci 2003; 4: 121-

130.

{70} Brown RE, Stevens DR, Haas HL. The physiology of brain histamine. ProgNeurobiol 2001; 63: 637-672.

{Wang JJ, Dutia MB. Effects of histamine and betahistine on rat medial vestibular nucleus neurones: possible mechanism of action of anti-histaminergic drugs in vertigo and motion sickness. Exp Brain Res 1995; 105:18-24.

{Dutia MB. Betahistine, vestibular function and compensation: *in vitro* studies of vestibular function and plasticity. ActaOtolaryngol (Suppl) 2000; 544: 11-14.

{Andersson G, Hagnebo C, Yardley L. Stress and symptoms ofMeniere's disease: a time-series analysis (Stress e sintomas da doença de Ménière: uma análise de séries temporais). J Psychosom Res 1997; 43: 595-603.

{74} Sekine K, Morita K, Masuda K, Sato G, Rokutan K, Takeda N. Análise de microarray da expressão de genes relacionados com o stress em doentes com doença de Ménière. ORL J OtorhinolaryngolRelat

Spec 2005; 67: 294-299.

{75} Falkenius-Schmidt K, Rydmarker S, Horner KC. Hiperprolactinemia em alguns doentes de Meniere, mesmo na ausência de vertigens incapacitantes. Hear Res 2005; 203: 154-158.

{76} Aoki M, Ando K, Kuze B, Mizuta K, Hayashi T, Ito Y. A associação dos níveis de hormona antidiurética com um ataque de doença de Ménière. ClinOtolaryngol 2005; 30: 521-525.

{77} Cameron, SA, Dutia MB. Plasticidade induzida por lesão nos neurónios do núcleo vestibular do rato dependente da ativação do recetor de glucocorticóides. J Physiol (Lond) 1999; 518 (Pt 1): 151-158.

{78} Yamamoto T, Yamanaka T, Matsunaga T. The effect of stress application on vestibular compensation. ActaOtolaryngol 2000; 120: 504-507.

{103 Gliddon CM, Darlington CL, Smith PF. Compensação vestibular rápida na cobaia mesmo com anestesia prolongada. NeurosciLett 2004; 371: 138-141.

{Johnston AR, Seckl JR, Dutia MB. Role of the flocculus in mediating vestibular nucleus neuron plasticity during vestibular compensation in the rat. J Physiol (Lond) 2002; 545(Pt 3): 903- 911.

{81} Darlington CL, Smith PF. Mecanismos moleculares de recuperação de lesões vestibulares em mamíferos: avanços recentes. ProgNeurobiol 2000; 62: 313-325.

{82} Gliddon CM, Darlington CL, Smith PF. Sistemas GABAérgicos no núcleo vestibular e sua contribuição para a compensação vestibular. ProgNeurobiol 2005; 75: 53-81.

{Li WC, Tang XH, Li HZ, Wang JJ. A histamina excita as células granulares cerebelares do rato *in vitro* através dos receptores H1 e H2. J Physiol (Paris) 1999; 93: 239-244.

{84} Shen B, Li HZ, Wang JJ. Efeitos excitatórios da histamina em células nucleares interpositus cerebelares de ratos através de receptores H2 *in vitro*. Brain Res 2002; 948: 64-71.

{Tian L, Wen YQ, Li HZ, Zuo CC, Wang JJ. A histamina excita as células de Purkinje cerebelares do rato através de receptores H2 *in vitro*. Neurosci Res 2000; 36: 61-66.

{Takemura M, Kitanaka N, Kitanaka J. Signal transduction by histamine in the cerebellum and its modulation by *Nmethyltransferase*. Cerebellum 2003; 2: 39-43.

{87}Song YN, Li HZ, Zhu JN, Guo CL, Wang JJ. A histamina melhora o desempenho do rota-rod e do balance beam do rato através de receptores H2 no núcleo interpositus cerebelar. Neuroscience 2006; 140: 3343.

{**Fujino**, A.; Tokumasu, K.; e Yosio, S. (1994): Treinamento vestibular para vertigem posicional paroxística benigna: sua eficácia em comparação com drogas antivertiginosas. Arch otolaryngol. Head neck surgery. 120:497-504.

{**Epley**, J.(1992): o procedimento de reposicionamento dos canalitos para o tratamento da vertigem posicional paroxística benigna. Otolaryngol Head Neck Sur.; 107:399-404.

{**Angeli**, S.; Hawley, R.; Gomez, O. (2003): Abordagem sistemática da vertigem posicional paroxística benigna no idoso. Otolaryngol Head Neck Surg.; 128:719-726.

{**Parnes**, L. e Price-Jones, R. (1993): Particle Repositioning Maneuver benigno paroxysmal positional vertigo. Ann Otol Rhinol Laryngol 102:325-331.

{**Herdman**, S.; Tusa, R. e Zee, D. (1993): Abordagens de tratamento único para a vertigem posicional paroxística benigna. Arch Otolaryngol Head Neck Surg; 119:450-454.

{**Balkely**, B.(1994): A randomnized, controlled assessment of the canalith repositioning maneuver. Otolaryngol Head Neck Surg.;110:391-396.

{**Sridhar**, S. e Raghunathan, M. (2003): eficácia da manobra de reposicionamento de partículas na VPPB: um estudo prospetivo. Am J Otolaryngol.355-360.

{**Branco**, J.; Savvides, P.; Cherian, e Oas, J. (2005): Canalith respositioning for benign paroxysmal positional vertigo. Otol. & Neurotol.; 26:704-710.

{**Li**, H.; Zhuang, J. e Zhao, Z. (2005): Estudo clínico sobre o reposicionamento de Canalith para vertigem posicional paroxística benigna no canal semicircular. Lin Chuang Er Yan Hou Ke Za Zhi,

Nov; 19(22):1029-1031.

{**Lynn**, S.; Pool, A,; e Rose,D. (1995): Randomnized trial of canalith repositioning procedure. Otolaryngol Head Neck Surg.;133:712-720.

{**Parnes**, L. e Mclure, J. (1990): Oclusão do canal semicircular posterior para vertigem posicional paroxística benigna intratável. Ann Otol Rhinol Laryngol; 99:330-334.

{**Woodworth**, B.; Gillespie, M.; Lambert, P. (2004): O procedimento de reposicionamento da análise canalítica para vertigem posicional paroxística benigna: Ameta-Analysis. Laryngoscope. 114:11431146.

{**Korres**, S Balatsours, D e Ferekids , E (2006) : Prognóstico de doentes com vertigem posicional paroxística benigna tratados com manobras de reposicionamento. J Laryngol Otol; 120 (7): 528-533.

{Motamed , M. Osinubi , O and Cook,J (2004) Effect of mastoid oscillation on the outcome of the canalith repositioning procedure. Laryngoscope. 114:1269-1298.

{102} Brandt T: Vertigem. Its Multisensory Syndromes. Londres, Springer, 2003, pp 251-284.

{**Neuhauser** H, Leopold M, von Brevern M. *et al* As inter-relações entre enxaqueca, vertigem e vertigem enxaquecosa. *Neurology* 2001. 56436-441.441

{Von Brevern M, Radtke A, Lezius F, Feldmann M, Ziese T, Lempert T, Neuhauser H. Epidemiologia da vertigem posicional paroxística benigna: um estudo de base populacional. J Neurol Neurosurg Psychiatry. 2007 Jul; 78(7):710-5. Epub 2006 Nov 29.

{105} Kentala E, Pyykko I. Vertigem em doentes com vertigem posicional paroxística benigna. *Ata Otolaryngol Suppl2000*; 543:20-2.

{**Schuknecht** HF. Cupulolitíase. Arch Otolaryngol. 1969; 90:765-78.

{**Brandt** T, Steddin S. Current view of the mechanism of benign paroxysmal positional vertigo: cupulolithiasis or canalolithiasis. J Vestib Res. 1993; 3:373-82.

{**Oas** JG. Vertigem posicional paroxística benigna: a perspetiva de um clínico. Ann N Y Acad Sci. 2001 Oct; 942:201-9.

{**Casqueiro**,J;Ayala;A;Monedero,G.:Acabaram-se as restrições posturais na vertigem posicional paroxística benigna do canal.Otol Neurotol.2008;29:706-709.

{**Faldon**,M;Bronstein,A:Acelerações da cabeça durante manobras de reposicionamento de partículas. Audiol Neurotol.2008;13:345-356

{Jeong SH, Choi SH, Kim JY, Koo JW, Kim HJ, Kim JS. Osteopenia e osteoporose na vertigem posicional benigna idiopática. Neurology. 2009 Mar 24; 72(12):1069-76.

{Modugno GC, Pirodda A, Ferri GG, et al. A relationship between autoimmune thyroiditis and benign paroxysmal positional vertigo? Med Hypotheses 2000; 54:614±615 {113}Ishiyama A, Jacobson KM, Baloh RW. Enxaqueca e vertigem posicional benigna. Ann Otol Rhinol Laryngol 2000;109:377-80

{Thakar A, Anjaneyulu C, Deka R. Síndromes de vertigem e mecanismos na enxaqueca. J Laryngol Otol 2001;115:782-7.

{115} Furman JM, Marcus DA, Balaban CD. Vertigem migratória: desenvolvimento de um modelo patogénico e entrevista de diagnóstico estruturada. Curr Opin Neurol 2003;16:5-13.

{116} Kaplan DM, Nash M, Niv A, Kraus M. Management of bilateral benign paroxysmal positional vertigo.Otolaryngology Head Neck Surg. 2005 Nov; 133(5):769-73.

{117} Fife TD, Iverson DJ, Lempert T, et al. Practice parameter: therapies for benign paroxysmal positional vertigo (an evidence-based review): report of the Quality Standards Subcommittee of the American Academy of Neurology. Neurology 2008;70:2067-74.

{118} Leong AC, Golding-Wood D. Vertigem paroxística posicional benigna do canal posterior incipiente contralateral: complicação após a manobra de Epley. Laryngoscope. 2008 Nov; 118(11):2087-90.

{119} House MG, Honrubia V. Modelos teóricos para os mecanismos da vertigem posicional paroxística benigna. Audiol Neurootol2003; 8:91-9.

{120} Korres SG, Papadakis CE, Riga MG, Balatsouras DG, Dikeos DG, Soldatos CR. Posição do sono e lateralidade da vertigem posicional paroxística benigna. J Laryngol Otol. 2008 Dec; 122(12):1295-8.

{121} Shim DB, Kim JH, Park KC, Song MH, Park HJ. Correlação entre o lado da cabeça durante o sono e o lado afetado pela vertigem posicional paroxística benigna envolvendo o canal semicircular posterior ou horizontal. Laryngoscope. 2012; Abr,122(4):873-6.

{122} Li S, Tian L, Han Z, Wang J. Impacto da posição de sono pós-manobra na recorrência da vertigem posicional paroxística benigna.PLoS One. 2013 Dec 18;8(12).

{123} Hain TC, Uddin M. Tratamento farmacológico da vertigem. CNS Drugs 2003; 17:85- 100.

{Hain TC, Yacovino D. Pharmacologic treatment of persons with dizziness (Tratamento farmacológico de pessoas com tonturas). Neurol Clin 2005; 23:831-53.

{Guneri EA, Kustutan O. The effects of Betahistine in addition to Epley maneuver in posterior canal benign paroxysmal positional vertigo. Otolaryngol Head Neck Surg. 2012;146:104-8

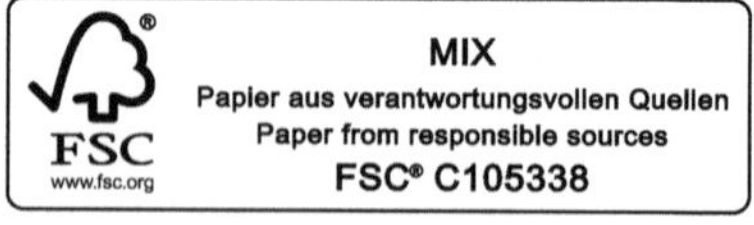

Printed by Books on Demand GmbH, Norderstedt / Germany